国家出版基金项目
NATIONAL PUBLICATION FOUNDATION

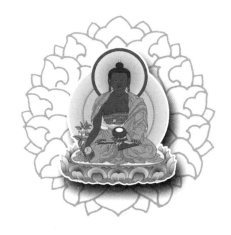

བོད་སྨན་ཚད་ལྡན་འབྱུང་ས་དཔེ།

藏药古本经典图鉴四种

宇妥本草

藏汉对照

前宇妥·云丹衮波　著

毛继祖　　　等译

青海人民出版社

图书在版编目（ＣＩＰ）数据

宇妥本草 / 前宇妥·云丹衮波著；毛继祖等译. --
西宁：青海人民出版社，2016.5（2020.4 重印）
（藏药古本经典图鉴四种）
ISBN 978-7-225-05054-6

Ⅰ. ①宇… Ⅱ. ①前…②毛… Ⅲ. ①藏医—中草药
—图解 Ⅳ. ①R291.4－64

中国版本图书馆 CIP 数据核字（2016）第 099115 号

藏药古本经典图鉴四种（藏汉对照）

宇妥本草

前宇妥·云丹衮波　著　毛继祖　等译

出 版 人　樊原成
出版发行　**青海人民出版社有限责任公司**
西宁市五四西路 71 号　邮政编码：810023　电话：(0971)6143426（总编室）
发行热线　(0971)6143516/6137730
网　　址　http://www.qhrmcbs.com
印　　刷　青海西宁印刷厂
经　　销　新华书店
开　　本　787mm×1092mm　1/16
印　　张　13
字　　数　180 千
版　　次　2016 年 10 月第 1 版　2020 年 4 月第 5 次印刷
书　　号　ISBN 978－7－225－05054－6
定　　价　45.00 元

前宇妥·云丹衮波简介

前宇妥·云丹衮波,于藏历土蛇年七月十五日(唐开元十七年,已巳,公元729年)出生在前藏堆龙吉那地方,父亲宇妥·琼布多吉是吐蕃赞普都松芒波杰的御医,母亲嘉巴曲珍。他出生在医学世家,从医圣拍吉尕吉起连续九代为医,皆任吐蕃赞普的御医。前宇妥·云丹衮波是拍吉尕吉的第十代孙,列藏医九位名医之首,曾任赤松德赞的御医。小的时候,在其父亲膝前学习藏文,听讲医理,颖悟敏锐。5岁以后结合医理学习,随父亲和师兄瓦多吉奔走行医,治愈了无数病人,被老百姓誉为"第二御医宇妥·云丹衮波"。10岁时,吐蕃赞普赤德祖赞闻得他的声名,便派却伦达若卡召请至桑耶应试。赞普父子命他与昌迪杰涅卡普等吐蕃名医辩论,皆获全胜,深受赞普赏识,敕封为王子赤松德赞的御医。20岁那年,赞普赤松德赞让他同应邀来吐蕃的天竺名医辛底噶巴、汉医东松冈瓦等各方的九位太医辩论,他依据声明和因明正理解答了各种难题。由于他博学而谦虚,高明而不耻下问,受到汉、吐蕃、天竺等国九位太医的一致推崇,誉为"药师佛祖降临人间"。25岁时,他第一次去天竺求学。途经尼泊尔时,拜见了尼泊尔名医达纳释拉哈,并作短暂停留,为许多病人治病,达纳释拉哈给他赠送了《热症特殊治法》和《喘症休息疗法》等医学典籍。他途经尼泊尔和天竺交界的日根山时,遇见大翻译家白若杂纳从天竺回来。经白若杂纳推荐,他拜班钦·旃陀罗比为师,聆习了《医续补篇珍珠鬘》和《医续目录明灯》。又拜名医美旺为师,聆习了《体腔穴窍分指》《刀针关键锁钥》和《续疏一千零一种》等许多医学名著。36岁时,第二次前往天竺,仍然在名医班钦·旃陀罗比和美旺门下研习医学论著,美旺送给他医学名著《讲义百章》。他还拜米哲赞扎德瓦为师,学习医学论著。回到吐蕃后，一面忙着给人治病，一面向旦木次键、德宗西饶和丹巴等学子讲授医术。当时，吐蕃社会佛苯斗争十分激烈，他遭到苯教徒的嫉妒，被大臣那囊氏逮捕入狱。那囊氏死后，被流放到珞隅，数经艰难，险遭杀害。因其在珞隅行医传佛，声名远扬，吐蕃王臣派员迎他返朝。38岁时，他第三次赴天竺游学，历时4年，广投名医，学习了许多医学论著，特别是在美旺门下听受了《医术十万》《医续晶鉴》和《月王药诊补遗》等医学名著，在班钦·旃陀罗比尊前听受了《仙人耳传》和《八支论》等医学名著。返回吐蕃后，行医授徒，功绩卓著，赞普给他钦赐塔工琼三处封地。他在工波曼隆沟修建寺院，培养医生，加工药材，炮制成药，行医济世。这是文字记载最早的"曼巴扎仓"，即医明学院。他还搜集民间验方，先后往返于拉萨、叶尔瓦、工波、阿里和萨迦等地，沿途行医讲学，并在萨迦名医元丹巴桑门下聆习了《配方宝鉴》等医学论著。嗣后，他带学生前往内地五台山朝圣游学，途中遇到雨雪雾障，学生仁青珠巴劝他返回，他经历了千辛万苦，终于到达了五台山。他向僧医山人阿尔雅（一说为文殊圣者）恳求医道，闻习了《配方宝鉴》和《内科疏义》等许多特殊的医训教言。回到吐蕃后，他又前往甲域和塔波等地，行医游学，传授医术。45岁时，他以吐蕃医学为基础，博采汉地、天竺以及周边各地的医学，历经了无数的日日夜夜，呕心沥血，撰成了名传千古的医学巨著《医学四续》（即《四部医典》），为藏医药形成有理论有实践、系统完整的医药科学奠定了坚实基础。他还著有《四续词义简释》《医续十八支》《汉地天竺尼泊尔等地方名医医诀精要》《宇妥验方利剑》等多部医典。他撰著的《宇妥本草》盛誉久驰，与《度母本草》《妙音本草》共同成为藏药的三大经典。55岁时，他前往工波，广收门徒，有300多名学生，讲授并增补、修订《医学四续》。晚年，不顾65岁的高龄，前往打箭炉等地，为百姓治病。此后，在工波曼隆沟的寺院中，为千余名学生讲授医道，并潜心研究医学。在他的学生中，有本然巴学级（相当于医学博士）的名医50人，然東巴学级（相当于医学硕士）的名医50人，噶举瓦学级（相当于医学学士）的名医100人，其知名的学生有工波德杰等，可以说桃李遍布吐蕃。前宇妥·云丹衮波于藏历水鸡年七月十五日（唐大中七年癸酉，公元853年）辞世，享年125岁。

《宇妥本草》翻译人员

顾　　问　卡　洛　牛多丹

译　　汉　毛继祖

参加人员　卢永昌　许生胜　达洛嘉　钱　帅

前　言

　　《度母本草》《妙音本草》《宇妥本草》三大本草，成书于公元 8 世纪中叶，是藏药最早的经典本草，早于《医学四续》。第司·桑杰嘉措著的《蓝琉璃》中说："《度母本草》《妙音本草》《宇妥本草》称为三大本草。"通称《图鉴》。三大本草是藏药最根本最古老的藏药本草图鉴。其后的所有藏药本草，皆是以这三大本草为基础撰著而成的。书中论述了药物的生地、形态、性味、功效等，并载有藏药方剂及其所治疗的疾病。

　　噶玛·让穹多吉著的《药名之海》，也是一部藏药经典著作，成书于公元 14 世纪初叶，书中论述了药物的性味、功效，是当时盛行的医书之一，后世医家多有引用。《药名之海》一书对药物进行了系统分类，《晶珠本草》对药物的分类也采用了这种分类形式，可以说该书是三大本草至《晶珠本草》之间承前启后的著作之一。

　　研究藏药应该识源识流，故将这四部典籍翻译出版，称为《藏药古本经典图鉴四种》。三大本草和《药名之海》的藏文原文，皆选自青海省藏医药研究所和《藏医药经典文献集成》编委会编、民族出版社于 2006 年 6 月出版的《藏医药经典文献集成》之第 40 集《草本药库》。《草本药库》对藏文原文进行了校勘，改正了错别字，并将改正后的字词加注在括号内。这次翻译的《藏药古本经典图鉴四种》（藏汉对照）中的藏文原文只用了校勘后的文本。

　　三大本草为同一时期的藏药经典，虽然各为独立的本草专著，但是有一些药物是相同的，汇集在一起显得有点重复。然而各书中所述的内容并不完全一致，有所偏重，汇集在一起，互为参照，更有意义。

三大本草和《药名之海》皆为七言偈颂体，通畅流利，易读易记。为了体现藏文原文的这些特点，译文也用七言偈颂体。但由于两种文字的差异和不同的特点，翻译要做到内容准确、语言规范、风格等同，并不容易。尽管方剂中药味的次序前后略有调动，还是只体现了节奏和谐，未能体现韵脚，不如原文那样流畅。

三大本草年代久远，书中使用的药名与现代藏药的药名很不一致，还有部分方言藻语，是翻译的难点。有些药名，未找到确切的对应称谓，曾经多次请问多位专家，见解不同，说法不一，只按一种说法译出，有待进一步考证。

三大本草中重复出现的一些药物，其生地、形态、功效等描述差别较大，按原文译出就出现了同名异物。

三大本草的藏文原文中没有药物图像，作为图鉴，显得美中不足，故在野外实地拍照，加配了彩图。由于条件所限，未能在野外实地拍到图片的，采用了标本图片，在此深表歉意。

《妙音本草》中有个别药物先后出现两次，好似重复，但药方的配伍和功效主治不同，故仍然保留。

由于多种原因，在《藏药古本经典图鉴四种》的翻译中，一些不足和错误在所难免，敬请读者指正。这套译本仅仅是抛砖引玉，祈愿引出晶莹美玉。

扎西德勒！

译　者

2014 年 10 月

目次

ཀ་ཁ་ཡིག

目次

目次

སྨན་བླ་མེ་འཛོད་སྨན་གྱི་མཛོད། །རྒྱུ་འབྲས་ནད་ཀུན་འཇོམས་ལ་འདུད། །སྐྱེ་བའི་སྟོ་དང་སྨན་གྱི་མཛོད། །འབྱུངས་དཔེ་སྣ་ཚོགས་ཏྱི་ཕྱག་རྣམས། །རབ་ཏུ་གསལ་བ་འདིར་བཤད་བྱ། །

【译文】

药师不尽之药库，因缘诸病皆消除，

生长草药和药库，各种图鉴具体药，

特别精确此处说。

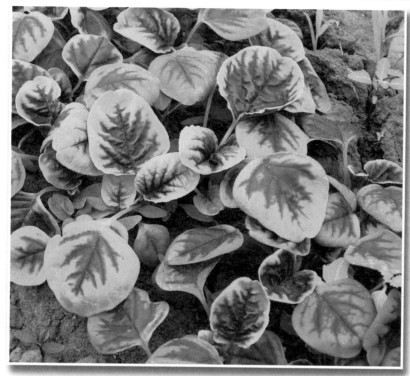
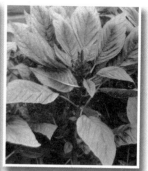

红苋菜

ཨོན་སྐྱེའི་དམར་པོ།

---

1. ཨོན་སྐྱེའི་དམར་པོ།

ནད་རྣམས་ཐམས་ཅད་སེལ་བའི་སྨན། ཨོན་སྐྱེའི་དམར་པོ་ཞིང་ལ་སྐྱེ། ལོ་མ་དམར་སྨུག་ཀོ་མ་མཚུ། འབྲས་བུ་ཞིབ་ཆུ་སྤུངས་པ་དེ། རིང་ཐུང་མཐོ་རེ་མཛུབ་རེ་ཙམ། ཁུ་བ་དམར་པོ་ཡོན་ཆབ་རྒྱུ། དུག་ནད་སེལ་བའི་སྨན་གྱི་མཆོག །

【译文】红苋菜

治疗一切病之药，生在田间红苋菜，叶片红紫状如锄，果实细小成簇生，

株高一卡或一指，汁液红色圣水源，治疗毒病上品药。

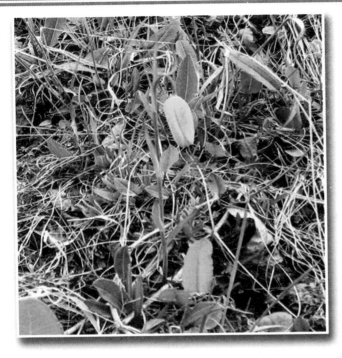

梭砂贝母　ཨ་བྱི་ཁ།

2.　ཨ་བྱི་ཁ།

ཨ་བྱི་ཁ་ཞེས་བྱ་བ་ནི། །སྤྲིན་མ་སྨུག་ཐང་ནང་དུ་སྐྱེ། །རྐང་པ་ཆིག་རྐྱེས་འདྲ་ཞིང་དྲང་། །མེ་ཏོག་འབྲི་
མོང་ཅུང་ཟད་འདྲ། །ཁང་བུ་སྤུལ་མང་ཐོག་ལེགས་འདྲ། །རྩ་བ་སྒོག་སྐྱ་ཆིག་རྐྱེས་འདྲ། །ནུས་པས་མགོ་ཆག་
སེལ་བ་དང་། །དུག་རིགས་ཐམས་ཅད་འདི་ཡིས་འཇོམས། །

【译文】梭砂贝母

所说梭砂贝母药，露梅绣线菊中生，草茎单生而端直，长短一肘或一足，
叶片形状似玉竹，花朵稍似铁线莲，果实多皱如锤子，根茎如同独头蒜，
功效治疗头破裂，并治一切中毒症。

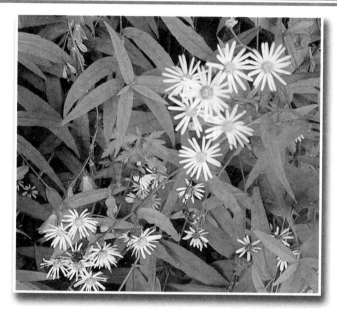

甘川紫菀　ཡུ་གུ་ཤིང་།

---

3. ཡུ་གུ་ཤིང་།

ཡུ་གུ་ཤིང་ནི་ཕྱབ་ལ་སྐྱེ། །སྐྱེ་ཕོན་སྲད་མ་རེ་ལྟག་འདྲ། །རིང་ཐུང་ཀང་རེ་མཐོ་རེ་ཚད། །ནར་པ་ཕྲ་ཞིང་
དྲང་བ་ལ། །ལོ་མ་རྒྱབ་སྐྱ་ནང་ནི་སྔོ། །མེ་ཏོག་རྒྱབ་སྔོན་ནང་ནི་སྐྱ། །ཐམས་ཅད་སྤུ་བའི་རང་བཞིན་ཅན། །
ནུས་པས་རྨ་ནི་འདྲུབ་བྱེད་ཅིང་། །དུག་ནད་མ་ལུས་སེལ་བའི་མཆོག །

【译文】甘川紫菀

甘川紫菀生阴坡，犹似瑞香狼毒草，株高长短为一卡，茎柄纤细而端直，

叶背灰白叶面青，花背蓝色内灰白，全株如同火绒草，功效愈合伤和疮，

并治一切中毒症。

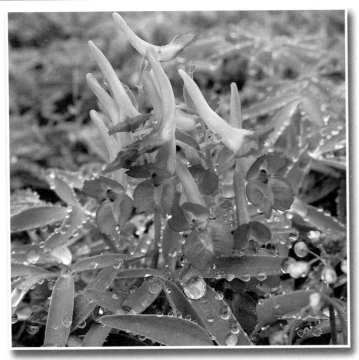

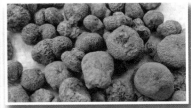

延胡索　ཀླུ་མེ་དམར་པོ།

---

4. ཀླུ་མེ་དམར་པོ།

ཀླུ་མེ་དམར་ནི་རི་ལ་སྐྱེ། །འདབ་མ་ས་འབྱར་ཉ་ག་ཅན། །རིང་ཐུང་མཐིལ་རེ་མཛུབ་རེ་ཙམ། །རྩེ་མོ་ཕྲ་
ཞིང་སྤུ་བ་ཡོད། །མེ་ཏོག་ཁྲོག་ཆུང་ཆུང་རབ་འདྲ། །རོ་ནི་བསྐ་སྐྱུར་བཤལ་བྱེད་ཅིང་། །དུག་རིགས་མ་ལུས་
འཇོམས་པའི་མཆོག །

【译文】延胡索

生在山坡延胡索，叶片铺地叶缘裂，长短一卡或一指，尖端细而被绒毛，

花朵略似大丁草，其味涩酸能下泻，治疗一切中毒症。

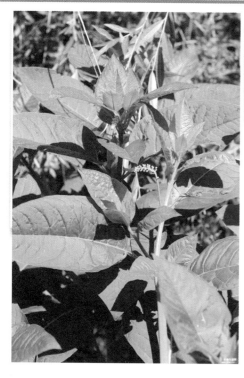
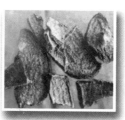

黄商陆　　དབའ་པོ་མེར་པོ།

5. དབའ་པོ་མེར་པོ།

དབའ་པོ་མེར་པོ་ཐག་ལ་སྐྱེ། ལོ་མ་སྲ་ཆུང་འདྲ་བ་ལ། སྐྱེ་ལུགས་ངར་པ་སྤུ་དཀར་འདུ། རིང་ཐུང་ཀང་རེ་ཁྲུ་རེ་ཚམ། རྩ་བ་མེ་ཏོག་སེར་བ་སྟེ། པོ་ལ་དུག་རིགས་མ་ལུས་སེལ། །

【译文】黄商陆

生在石岩黄商陆，叶片状似棱子芹，茎细被有白绒毛，长短一足或一肘，

根子花朵皆黄色，味苦能解一切毒。

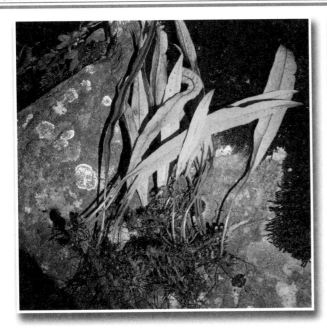
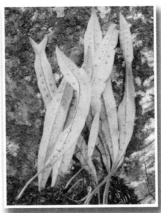

瓦韦 ཐུག་སྟེས།

6. ཐུག་སྟེས།

ཐུག་སྟེས་རེ་རལ་རེ་ཤུལ་སོགས། །ཁྱང་བལྟས་ཐུག་གི་ཕྱིབས་ལ་སྐྱེ། །འདབ་མ་ཆིག་སྐྱེས་ལྗང་སེར་བ། །རེང་ཐུང་སོར་བཞི་སོར་ལྔ་ཙམ། །རྒྱབ་ན་གསེར་གྱི་ཐིག་ལེ་ཡོད། །དྲི་ཞིམ་རུས་པས་རྨ་ལ་ཕན། །དུག་ནད་སེལ་བའི་སྨན་གྱི་མཆོག །

【译文】瓦韦

瓦韦生在石岩缝，向北石山阴坡生，叶片单生绿黄色，长短四指或五指，

叶背布满黄金点，其味芳香愈疮伤，治疗毒病上品药。

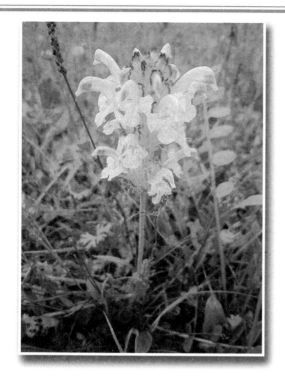

白马先蒿　ལུག་རུ་དཀར་པོ།

7. ལུག་རུ་དཀར་པོ།

ལུག་རུ་དཀར་པོ་ཉིདནས་ལ་སྐྱེ། །ལོ་མ་མེ་ཏོག་སྐྱང་རྩ་འདྲ། །ངར་བ་མཁྱིད་རེ་མཐུབ་རེ་ཚོ། །མེ་ཏོག་དཀར་པོ་བྱ་མགོ་འདྲ། །དུག་རྣམས་བསྡུད་པའི་སྨན་དུ་བཀད། །

【译文】白马先蒿

白马先蒿生阴面，叶似伞房马先蒿，茎高五指或一卡，花朵白色如鸟头，
收敛诸毒之良药。

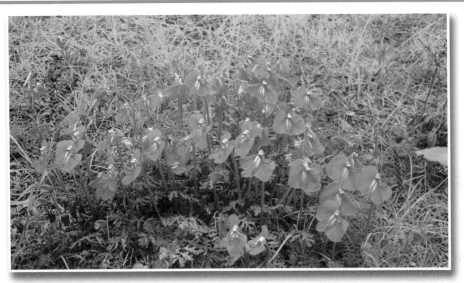

红马先蒿　ལུག་རུ་དམར་པོ།

8. ལུག་རུ་དམར་པོ།

ལུག་རུ་དམར་པོ་ཤུལ་ལ་སྐྱེ། །དར་པ་ཅིག་སྐྱེས་ཕྲ་བ་སྟེ། །མེ་ཏོག་དམར་པོ་ལུག་རུ་འདྲིལ། །རིང་ཐུང་
མཛུབ་རེ་མཐོ་རེ་ཚད། །དུག་སྡུད་ཤ་དུག་སེལ་བར་བྱེད། །

【译文】红马先蒿

红马先蒿生田埂，其茎单生并且细，花红形如绵羊角，茎高六指或一卡，
敛毒并且解肉毒。

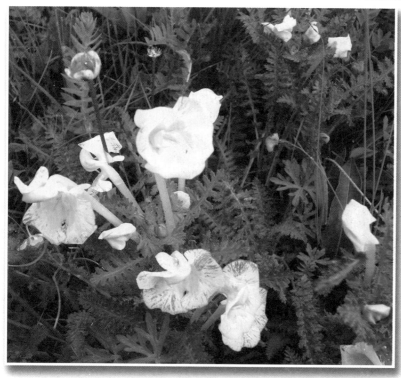

黄马先蒿　ལུག་རུ་སེར་པོ།

9. ལུག་རུ་སེར་པོ།

ལུག་རུ་སེར་པོ་ནི་ལ་སྐྱེ། །ལོ་མ་འཇོར་བ་སྟུངས་པ་འད། །མེ་ཏོག་སེར་པོ་ལུག་རུ་འཁྱིལ། །དུག་སྲུང་
མགོ་ཆག་ཤ་དུག་སེལ། །

【译文】黄马先蒿

黄马先蒿生草滩，叶片状如一簇钉，花黄形如绵羊角，敛毒并且解肉毒，

而且治疗头破伤。

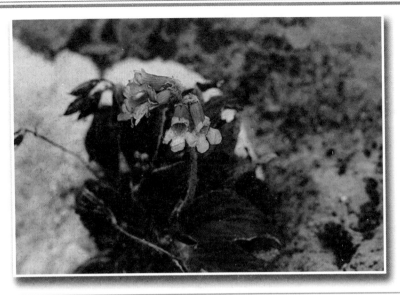

卷丝苣苔　བག་ཀྱུ་ད་པོ།

---

10. བག་ཀྱུ་ད་པོ།

བག་ཀྱུ་ད་པོ་བག་ལ་སྐྱེ། །ལོ་མ་ས་འབྱར་མཐུག་ལ་ཕྱོང་། །རྒྱབ་ན་བལ་སྐྱ་སེར་པོ་ཡོད། །མེ་ཏོག་སྔོན་པོ་དྲིལ་བུ་ཁ། །དར་བ་རིལ་མོ་ཕྲ་བ་སྟེ། །རིང་ཐུང་སོར་བཞི་སོར་ལྔ་ཚད། །ཁྲས་པས་ཁྲག་གཅོད་རྒྱུ་གཟེར་དང་། །དུག་གི་ནད་ལ་བསྔགས་པ་ཡིན། །

【译文】卷丝苣苔

卷丝苣苔生石岩，叶片铺地厚而硬，叶背披有黄绵毛，花朵蓝色似铃口，
花梗圆形比较细，长短四指或五指，止血治疗小肠痛，并治毒病有特效。

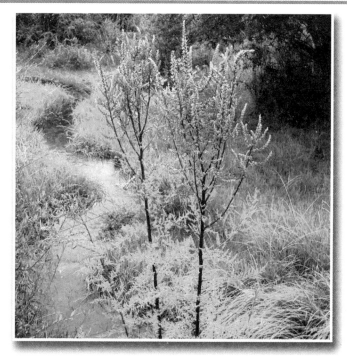

水柏枝　འོམ་བུ།

---

11. འོམ་བུ།

འོམ་བུ་འབབ་ཆུའི་སྐྱིང་དུ་སྐྱེ། ཁོ་མ་ལྗང་འདྲ་ཁྲུག་ཁྲུག་པོ། འབྲས་བུ་ཆུང་ཞིང་སྤུངས་པ་སྟེ། ཤ་དུག་ཀུན་འཇོམས་དུག་སྨན་ཡིན། །

【译文】水柏枝

水柏生在河沙滩，叶片绿色细而密，果实细小簇成穗，治疗肉毒解毒药。

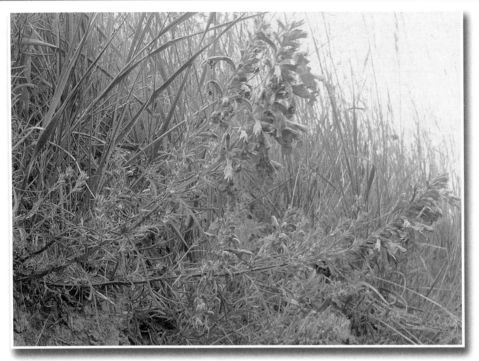

甘青青兰　འཇིབ་རྩི།

12. འཇིབ་རྩི།

འཇིབ་རྩི་སྐྱེ་ས་ཚིགས་སྐམ་ལ་སྐྱེ། །མེ་ཏོག་ངུ་ཞིམ་སྟོན་པོ་ཅན། །འདབ་མ་ཕྲ་ཞིང་གུར་གུམ་མཚུངས། །རིང་ཐུང་མཐོ་རེ་ཁྲུ་རེ་ཙམ། །ཕོ་མཆིན་ནད་དང་རིམས་ཚད་སེལ། །

【译文】甘青青兰

青兰生在旱地埂，气味芳香花蓝色，叶片细小似红花，长短一卡或一肘，
治胃肝病疫疠热。

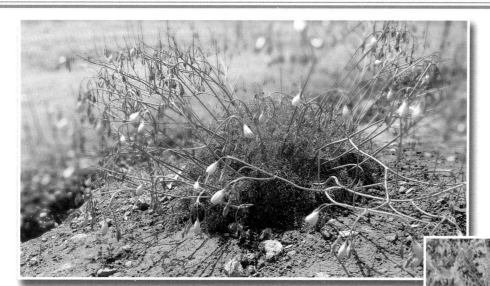

角茴香　པར་པ་ད།

13. པར་པ་ད།

པར་པ་ད་ནི་ཤིང་ས་ཉུ་སྐྱེ། །དར་པ་ས་འཕྱར་སྨུག་པ་ལ། །འདབ་མ་ལྗང་ཆུ་ཕྱ་ལ་ཤིག །རིང་ཐུང་མཐོ་རེ་མཐེབ་རེ་ཚམ། །བཅད་ན་ཞོ་འབྱུང་མེ་ཏོག་དཀར། །རོ་ཁ་རིམས་ནད་ཐམས་ཅད་འཇོམས། །

【译文】角茴香

角茴香生肥润地，紫茎贴生地面上，叶片淡绿细而碎，长短一卡或六指，
掐断流出乳状液，花朵白色其味苦，治疗一切疫疠病。

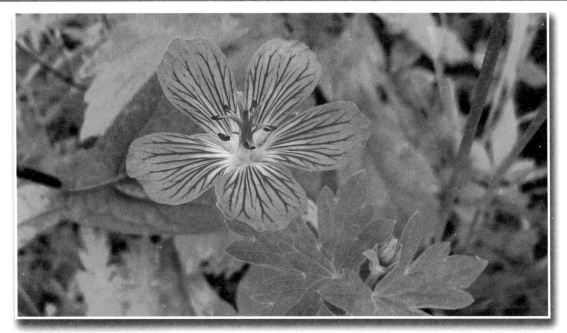

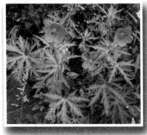

老鹳草　མ་ནུ་སྒྲ་སྐྱང་།

14. མ་ནུ་སྒྲ་སྐྱང་།

མ་ནུ་སྒྲ་སྐྱང་ན་ལ་སྐྱེ། །སྐྱེ་ལུ་གས་རམ་བུ་ཅུང་ཟད་འདྲ། །འདབ་མ་སར་འབྱར་སྣུམ་ལ་གྲོང་། །ལོ་མ་དཀར་པོ་བོན་ཞྭ་འདྲ། །དྲང་པ་ཕྲ་ཞིང་དྲང་པ་སྟེ། །རིང་ཐུང་མཐོ་རེ་མཛུབ་རེ་ཚམ། །འབྲས་བུ་རྩི་འཛག་ཟུར་གསུམ་པ། །རོ་ནི་མངར་ཞིང་ནུས་པ་ཡིས། །རིམས་ནད་མ་ལུས་སེལ་བར་བྱེད། །

【译文】老鹳草

老鹳草生青草地，形态略似珠牙蓼，叶片油润贴地面，叶白状如苯帽顶，
茎柄纤细并且直，长短一卡或六指，果有黏液三角形，其味甘甜其性凉，
治疗一切疫疠病。

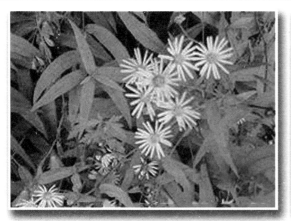

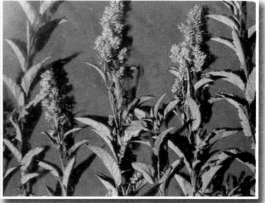

川西千里光 རིང་ཆུང་བ།　　　　　甘川紫菀 ཡུ་གུ་ཞིང་ནག་པོ།

15. རིང་ཆུང་བ།

 རིང་ཆུང་བ་ནི་སྲིབ་ལ་སྐྱེ། །དར་པ་དམར་པོ་སྨུག་གདང་འདྲ། །རིང་ཐུང་སོར་བཞི་སོར་ལྔ་ཚམ། །ཞེར་འབྲག་འབུལ་པོ། །སྐྱོང་དམར་རོ་ནི་བསྐ་ལ་སྐྱུར། །རིང་ཐུང་ཁྲུ་རེ་མདའ་རེ་ཚམ། །ཞུས་པས་རྨ་ནི་འདུབ་བྱེད་ཅིང་། །དུག་ནད་ལ་ཡུས་སེལ་བའི་མཆོག །

【译文】川西千里光*

千里光生阴山坡，茎红状如绣线菊，长短四指或五指，人称赛珠珠波药，
茎红药味较酸涩，长短一肘或一箭，功效愈合伤和疮，治疗毒病上品药。

★ 本药中包括甘川紫菀。

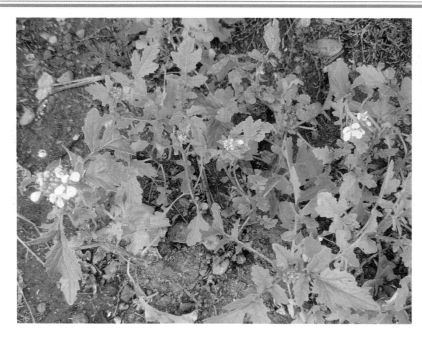
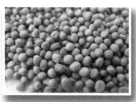

白芥籽　ཡུངས་དཀར།

16. ཡུངས་དཀར།

ཡུངས་དཀར་ཞིང་དང་ཕྱུགས་རར་སྐྱེ། །ལོ་མ་འཇམ་ཞིང་དར་པ་འཁྱོག །རིང་ཐུང་ཁྲུ་མདའ་མེ་ཏོག་སེར། །དུག་ནད་སེལ་དང་སྲུང་བར་བྱེད། །

【译文】白芥籽

白芥生在田园中，叶片光滑茎柄曲，秆高一肘或一箭，花黄健身治中毒。

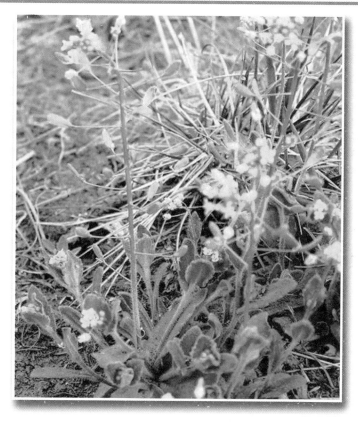

高山葶苈　ཀྲེའུ་ལ་ཕུག

17. ཀྲེའུ་ལ་ཕུག

ཀྲེའུ་ལ་ཕུག་གྲམ་ལ་སྐྱེ། །ལོ་མ་ལྗང་སྐྱ་རྩུབ་པ་ལ། །མེ་ཏོག་དཀར་ཞིང་ངར་པ་ཕྲ། །རིང་ཚུང་མཛུབ་བ་རེ་མཁྱིད་རེ་ཚད། །ལ་ཕུག་རོ་འདྲ་ཤེས་པ་ཡིས། །ཟས་འཇུ་ཤ་དུག་སེལ་བར་བྱེད། །

【译文】高山葶苈

高山葶苈生滩地，叶片淡绿较粗糙，花朵白色茎纤细，高度六指或五指，

其味如同萝卜味，功效化食解肉毒。

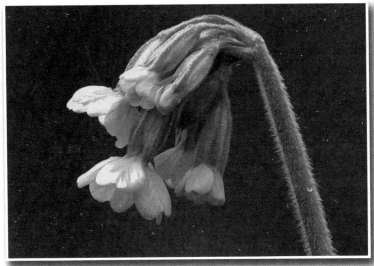
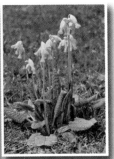

报春花　གང་གང་རྗེལ་བུ།

18. གང་གང་རྗེལ་བུ།

གང་གང་རྗེལ་བུ་ནི་འདམ་ལ་སྐྱེ། །འདབ་མ་ལྗང་སེར་དྲི་མ་དུགས། །མེ་ཏོག་སེར་པོ་རྗེལ་བུ་ཁ། །རྐང་པ་རྗེལ་མོ་དྲུང་བ་སྟེ། །རིང་ཐུང་ཁྲུ་རེ་ཁྲུ་རེ་ཚམ། །ཁྲ་དང་ཤ་དུག་གཉིས་ཀ་གསོ། །འདི་ལ་མེ་ཏོག་རིགས་ལྔར་དབྱེ། །

【译文】报春花

报春花生沼泽地，叶片绿黄气味浓，花朵黄色状如钟，茎柄纤细短而直，

长短一足或一肘，治疗伤疮解肉毒，此品以花分五种。

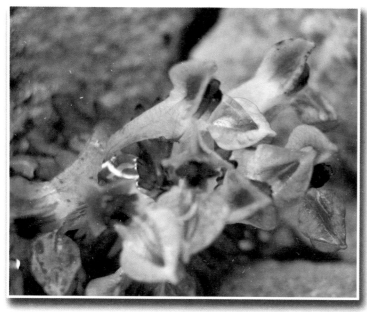
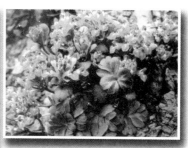

暗绿紫堇 བྱ་ནེ་ན།

19. བྱ་ནེ་ན།

བྱ་ནེ་ན་ནི་ས་ངན་སྐྱེ། །དར་པ་ས་འབྱར་དང་པ་སྒྲིམ། །རིང་ཐུང་སོར་བཞི་སོར་ལྔ་ཚད། །སྐྱེ་ལུགས་སྟེ་ སྟེན་ཆུང་ཟད་ཚད། །མེ་ཏོག་གཡུ་ཡི་དྲིལ་ཆུང་འདྲ། །རིམས་ནད་མ་ལུས་སེལ་བར་བྱེད། །

【译文】暗绿紫堇

暗绿紫堇生贫地，茎贴地面圆柱形，长短四指或五指，形态略似灰灰菜，
花朵状如小玉铃，治疗一切疫疠病。

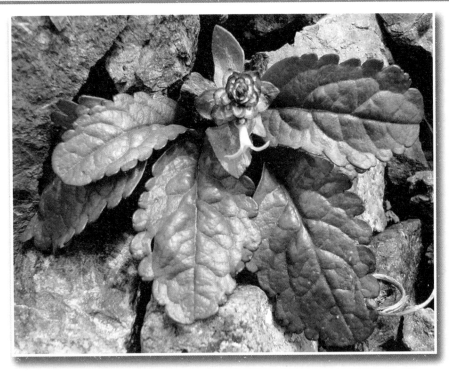

兔耳草　ཙོང་ཞེན།

20. ཙོང་ཞེན།

ཙོང་ཞེན་གཡའ་ཕུང་མཚམས་སུ་སྐྱེ། །ལོ་མ་མཐུག་འཇམ་མཐོག་ཞེ་ཁ། །མེ་ཏོག་ནས་ཀྱི་འབྲོང་ལོ་འདྲ། །
དར་པ་སྨུག་པོ་རིལ་མོ་ལ། །རིང་ཐུང་མཐོ་རེ་མཛུབ་རེ་ཚམ། །རྩ་བ་གོང་མོའི་བྲུན་དང་འདྲ། །དྲི་མེད་རོ་ནི་
ཁ་ལ་དྭངས། །ཁྲག་སྐེམས་འཁྲུགས་ཚད་དོན་ཚད་སེལ། །

【译文】兔耳草

石草山界兔耳草，叶片厚光缘锯齿，花序状如青稞穗，茎柄紫色圆柱状，

长短一卡或六指，根子状如雪鸡粪，没有气味药性苦，可干瘀血清脏热，

并且治疗紊乱热。

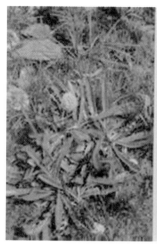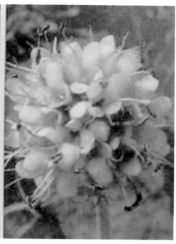

翼首草　སྤང་རྩི་དོ་བོ།

21. སྤང་རྩི་དོ་བོ།

སྤང་རྩི་དོ་བོ་སྤང་སྐྱེད་སྐྱེ། །ལོ་མ་ས་འཕྱར་ནུ་ག་ཅན། །མེ་ཏོག་དམར་སྨུག་ཡོག་མགོ་འདྲ། །དར་པ་རིལ་མོ་མཐོ་རེ་ཙམ། །ཚབ་པགས་ནག་རོ་ནི་ཁ། །རིམས་དུག་རྙིངས་ཚད་སེལ་བར་བྱེད། །

【译文】翼首草

翼首草生草山下，叶片铺地有裂齿，花朵红紫似帽缨，茎柄圆形约一卡，
根皮黑色味甚苦，治疗疫毒宿热症。

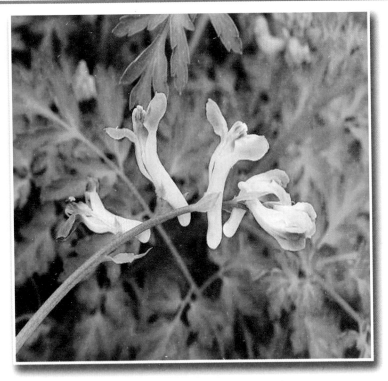

紫堇　ཟིལ་པ་ཚན།

22. ཟིལ་པ་ཚན།

ཟིལ་པ་ཚན་ནི་གཡའ་སྦོང་གྱི། །ན་སྦྲང་རྐྱེ་བའི་ཆུ་འགྲམ་སྐྱེ། །མེ་ཏོག་ཤང་ཤང་ལོ་མ་འདྲ། །སྐྱེ་ཕོན་ སྔད་མ་རེ་ལྕུག་འདྲ། །མེ་ཏོག་དམར་ཞིང་རོ་ནི་ཁ། །རིང་ཐུང་མཐོ་རེ་མཛུབ་རེ་ཚ། །ཚད་པའི་ནད་རྣམས་ ཀུན་ལ་ཕན། །

【译文】紫堇

紫堇生在石山上，长在沼泽和水边，花朵状如报春叶，植丛酷似狼毒花，

花朵红色其味苦，长短一卡或六指，可治一切热症病。

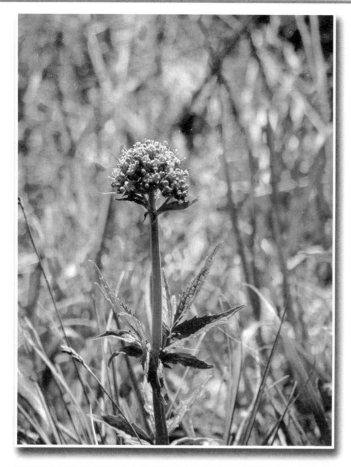

甘松　སྤང་སྤོས།

23. སྤང་སྤོས།

སྤང་སྤོས་སྤང་གི་གྲིབ་ལ་སྐྱེ། །ལོ་མ་རྩུབ་པོ་རྨ་མ་མཁུ། །མེ་ཏོག་སེར་ཞིང་དར་པ་འཁྱོག །རིང་ཐུང་སོར་
བཞི་སོར་ལྔ་ཙམ། །རོ་ཁ་ནུས་པས་ཆད་རྙིང་སེལ། །

【译文】甘松

甘松生在阴草坡，叶糙状如三叉锄，花朵黄色茎弯曲，长短四指或五指，
味苦功效清宿热。

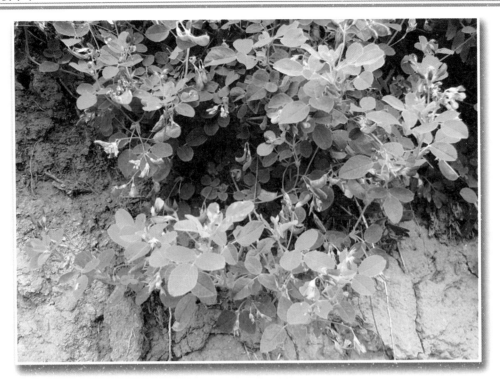

花苜蓿 འབུ་སུ་ཧང་།

24. འབུ་སུ་ཧང་།

འབུ་སུ་ཧང་ནི་ཞིང་ནང་སྐྱེ། །ལོ་མ་རྩུབ་པོ་ཨོ་མ་མཆུ། །མེ་ཏོག་སེར་ཞིང་ངར་པ་འཁྱོག །རིང་ཐུང་སོར་བཞི་སོར་ལྔ་ཚག །གང་བུ་སྲུམ་པོ་སྲན་སྐོགས་འདྲ། །མཁལ་ཚད་གློ་ཚད་རྙིང་པ་སེལ། །

【译文】花苜蓿

花苜蓿生田地间，叶糙状如三叉锄，花朵黄色茎弯曲，长短四指或五指，

果荚油润似豆荚，治疗肾热肺宿热。

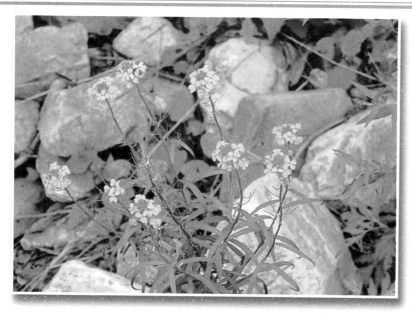

长果糖芥　གསེར་ཏིག

25. གསེར་ཏིག

གསེར་ཏིག་སྲུབ་ཀྱི་སྲིབ་ལ་སྐྱེ། །ལོ་མ་ལྗང་སེར་རྩ་མ་མཆུ། །མེ་ཏོག་སེར་པོ་དུར་ཐིག་ཅན། །དར་པ་ཕྲ་ཞིང་དྲང་བ་སྟེ། །སོར་སྲུང་མཁྲིད་རེ་མཚོན་རེ་ཚད། །ཁོ་ཁ་ཁྲག་མཁྲིས་རིམས་ནད་སེལ།།

【译文】长果糖芥

长果糖芥生阴坡，叶片绿黄三叉锄，花朵黄色有斑点，茎柄纤细又端直，

长短五指或六指，味苦治疗血胆病，并且治疗疫疠病。

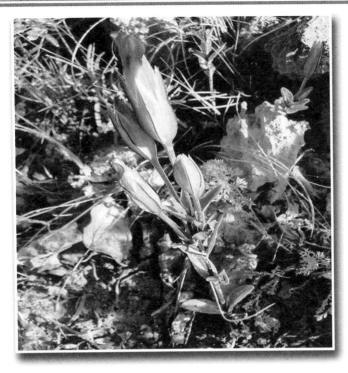

扁蕾　ལྕགས་ཏིག་པ།

---

26. ལྕགས་ཏིག་པ།

　　ལྕགས་ཏིག་པ་ནི་སྲུ་ལ་སྐྱེ། །འདབ་མ་ཆུང་ཞིང་མེ་ཏོག་སྔོ། །ངར་པ་ནག་ཅིང་ཕྲ་བ་སྟེ། །རོ་ཁ་རྨ་དང་
རིམས་མཁྲིས་སེལ། །

【译文】扁蕾

扁蕾生在田地埂，叶片小而花色蓝，茎柄黑色并纤细，味苦愈疮治疫胆。

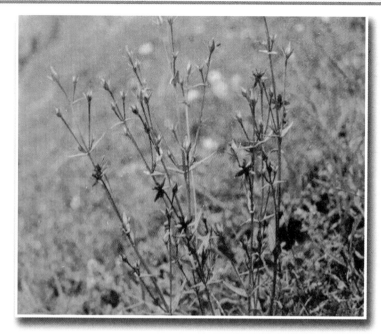

川西獐牙菜　ཟངས་ཏིག་པ།

27. ཟངས་ཏིག་པ།

ཟངས་ཏིག་པ་ནི་སྐམ་སར་སྐྱེ། །འདབ་མ་ཡུངས་དཀར་ཙུང་ཟད་འདྲ། །ཁར་བ་དམར་ཞིང་ཡལ་ག་
མང་། །རིང་ཐུང་མཛུབ་རེ་མཐུབ་རེ་ཚམ། །མེ་ཏོག་དམར་སྐྱ་རོ་ནི་ཁ། །རིམས་ནད་མཁྲིས་ཚད་སེལ་བར་
བྱེད། །

【译文】川西獐牙菜

川西獐牙生旱地，叶片略似白芥菜，茎柄红色分枝多，长短五指或六指，
花朵淡红其味苦，治疗疫疠胆热症。

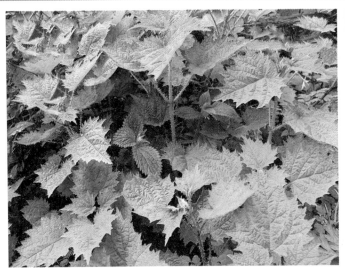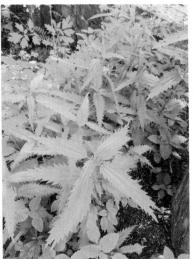

荨麻 ཟ།

28. ཟ།

ཟ་ནི་རི་ཐང་མཚམས་སུ་སྐྱེ། །སྐྱེ་ཕོན་སོ་བ་སྨུག་ཀད་འདུག །ཁང་པ་སྨུག་ཅིང་དྲང་བ་སྟེ། །རིང་ཐུང་ཁྲུ་
རེ་མདའ་རེ་ཙམ། །ལོ་མ་ལྗང་ནག་འབྲུག་པར་བྱེད། །ཕོ་བའི་དྲོད་སྐྱེད་རླུང་འཛོམས་ཤིང་། །ཆད་པ་སྐྲིད་པ་
སེལ་བར་བྱེད། །

【译文】荨麻

荨麻生在山原际，植丛如同绣线菊，茎秆似麻紫而直，长短一肘或一箭，
叶片绿黑花成穗，可增胃阳治隆病，并且治疗宿热症。

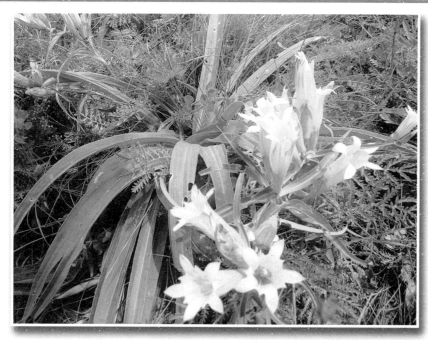

麻花艽　བོང་ཚ་བ།

29. བོང་ཚ་བ།

བོང་ཚ་བ་ནི་ཤུ་ལ་སྐྱེ། །མེ་ཏོག་དཀར་ཆུང་དར་པ་ཡ་། །རྩི་མོ་ཕྲིར་ལ་ཐོག་པ་སྟེ། །རིང་ཐུང་མཛུབ་རེ་མཛུབ་རེ་ཚས། ། རོ་ནི་ཁ་བསྐ་ཚད་ནད་སེལ། །

___

【译文】麻花艽

麻花艽生田地埂，花朵白色而且小，茎柄纤细尖外卷，长短五指或六指，
其味苦涩治热病。

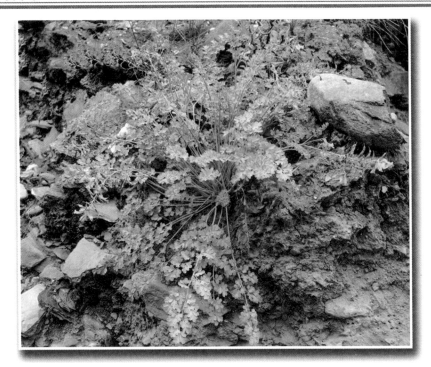

灰岩紫堇　 ༀ་ཁྱུང་།

30. ༀ་ཁྱུང་།

ༀ་ཁྱུང་གཡའ་ཡི་སྐྱོ་དུ་སྐྱེ། །ལོ་མ་ས་འབྱར་ཕྲ་བ་སྟེ། །རིང་ཐུང་སོར་བཞི་སོར་ལྔ་ཙམ། །མེ་ཏོག་འབྲས་བུ་གང་ཡང་མེད། །རོ་ཁ་ཚད་ནད་སེལ་བར་བྱེད། །

【译文】灰岩紫堇

灰岩紫堇生岩山，叶片细小铺地面，长短四指或五指，没有花朵也无果，
味苦治疗诸热症。

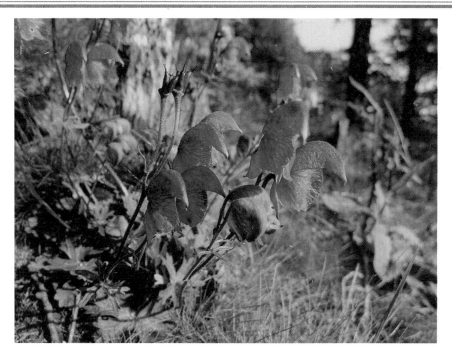

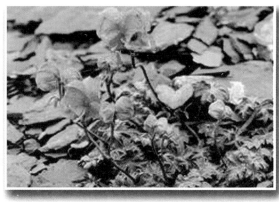

甘青乌头

ཤེལ་དཀར།

---

31. ཤེལ་དཀར།

ཤེལ་དཀར་སྔོན་པོ་ཀྱི་ནགས་གསེབ་སྐྱེ། དྲིང་ཐུང་ཁྲུ་རེ་མདའ་རེ་ཚད། ལོ་མ་ལྡུག་ཆུང་ལྟ་བུ་ལ། དང་པ་བྱུར་ལྟ་མེ་ཏོག་ནི། མེར་དང་སྟོན་པོ་ཕུ་ཕུད་མགོ། རོ་ཁ་རིམས་ནད་སེལ་བར་བྱེད། །

【译文】甘青乌头

甘青乌头生林间，长短一肘或一箭，叶片状如路旁菊，茎柄五棱花黄蓝，

状如戴胜鸟之头，味苦治疗疫疬病。

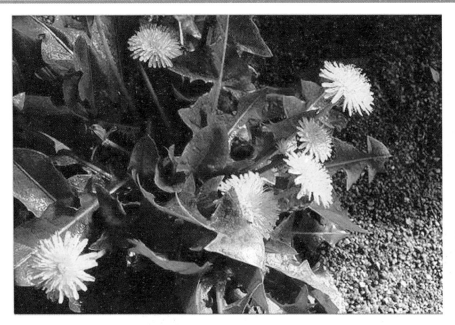

西藏蒲公英 ཁྲི་ག

32. ཁྲི་ག

ཁྲི་ག་གཡའ་སྤང་མཚམས་སུ་སྐྱེ། །འདབ་མ་ས་འབུར་ཕྲ་བ་ལ། །མེ་ཏོག་སེར་པོ་སྲུངས་པ་སྟེ། །བཅད་ན་ཞོ་འབྱུང་རོ་ནི་ཁ། །རིམས་མཁྲིས་སེལ་བར་བྱེད་པ་ཡིན། །

【译文】西藏蒲公英

石草山际蒲公英，叶片细窄铺地面，花朵黄色成簇生，掐断流出乳白液，
味苦治疗疫胆病。

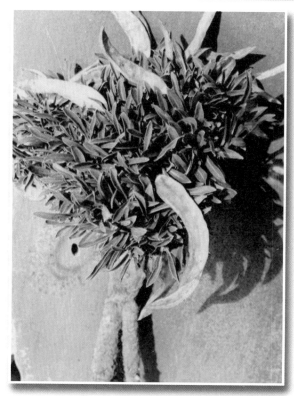

丛菔　གསོ་འབའི་ཤིང་།

33. གསོ་འབའི་ཤིང་།

གསོ་འབའི་ཤིང་ནི་གཡའ་ལ་སྐྱེ། །འདབ་མ་འབྲོལ་མོ་ཕད་ལ་འདྲ། །མེ་ཏོག་འབྲས་བུ་དམར་བ་སྟེ། །གང་བུ་སོར་བཞི་རོ་ནི་ཁ། །རིང་ཐུང་སོར་བཞི་སོར་ལྔ་ཚད། །ཁད་པའི་སྨན་གྱི་མཆོག་གཅིག་ཡིན། །

【译文】丛菔

丛菔生在片岩山，叶片柔软如油菜，花朵果实皆红色，果荚长约四横指，
株高四指或五指，味苦清热之良药。

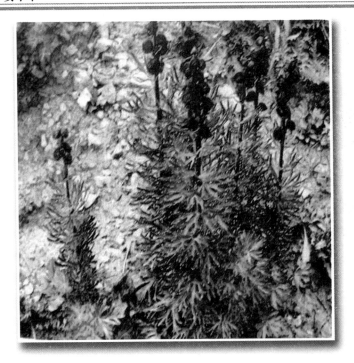

细叶草乌　བོང་ང་ནག་པོ།

---

34. བོང་ང་ནག་པོ།

བོང་ང་ནག་པོ་ཤུ་ལ་སྐྱེ། །ལོ་མ་ལྗང་ནག་ངར་པ་ནག །རྩ་བ་རྡོག་འདྲིལ་མེ་ཏོག་སྔོ། །རོ་ནི་ཁ་ཞིང་ནུས་པ་ཡིས། །གཉན་ནད་མ་ལུས་སེལ་བར་བྱེད། །

【译文】细叶草乌

细叶草乌生田埂，叶片黑绿茎黑色，根子块状花青色，味苦治疗瘟疫病。

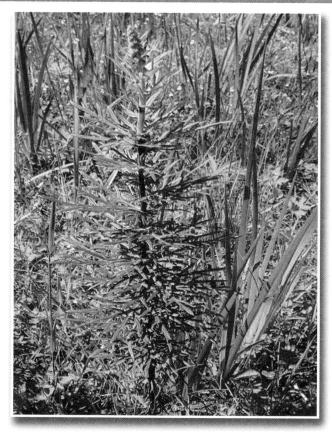

铁棒槌　འཇིན་པ།

35. འཇིན་པ།

འཇིན་པ་ཉིན་གྱི་སྨད་དུ་སྐྱེ། ལོ་མ་ཕྲ་ཞིང་དར་པ་ནག། མེ་ཏོག་སྔོན་པོ་བྱ་མགོ་བ། ཆུ་བ་རྩོག་འདིུལ་རོ་ནེ་ཁ། གཉན་ནད་མ་ལུས་སེལ་བར་བྱེད།

【译文】铁棒槌

阳坡下部铁棒槌，叶片细长茎黑色，花朵蓝色似鸟头，根茎块状其味苦，
治疗一切瘟疫病。

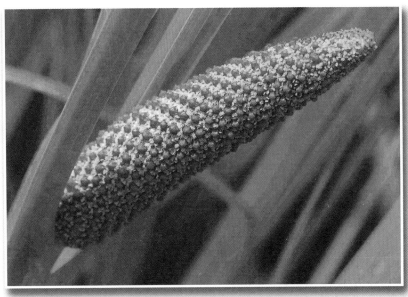
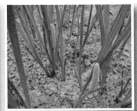

菖蒲　ཤུ་དག

36. ཤུ་དག

ཤུ་དག་ཆུ་ཡི་རྐྱེན་ལ་སྐྱེ། །ལོ་མ་ལྗང་འདབ་ལྟ་བུ་ལ། །ཕྱོགས་གཉིས་མདའ་ཕུའི་གཞུང་དང་འདྲ། །རྩ་བ་ཚིགས་མང་རམ་པ་འདྲ། །དྲི་ཆེ་གཉན་ནད་མ་ལུས་སེལ། །

【译文】菖蒲

菖蒲生在水湿地，叶片绿色似翼翅，两面中如箭中线，根子多节似茅草，
气味浓烈治瘟疫。

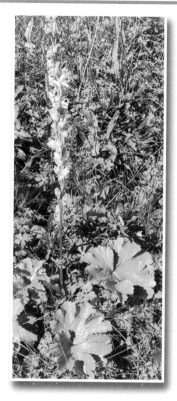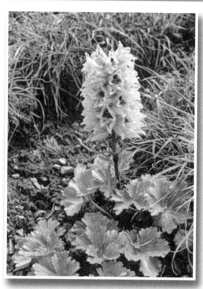

白毛翠雀花　ཁྱི་དྲུག་དཀར་པོ།

---

37. ཁྱི་དྲུག་དཀར་པོ།

ཁྱི་དྲུག་དཀར་པོ་སྐམ་སར་སྐྱེ། །རིང་ཐུང་ཁྲུ་རེ་མདའ་རེ་ཚད། །མེ་ཏོག་ཤང་ཆུང་བཏུག་པ་འདྲ། །གང་བུ་སྨྱུག་མ་བཅད་པ་འདྲ། །འབྲས་བུ་ནག་ལེབ་མཁལ་མ་འདྲ། །རོ་ཚ་བྱེད་ཅིང་སྲིན་ནད་སེལ། །

【译文】白毛翠雀花

白毛翠雀生旱地，长短一肘或一箭，花朵状如小报春，果荚状如截断竹，
种子黑扁状如肾，其味辛辣治虫病。

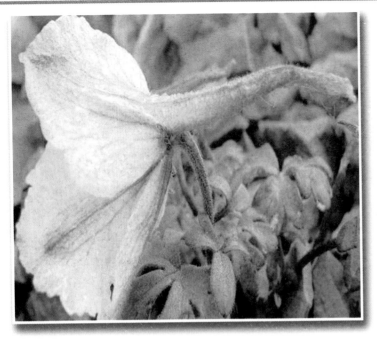

黑毛翠雀花　ཁྱི་དུག་ནག་པོ།

38. ཁྱི་དུག་ནག་པོ།

ཁྱི་དུག་ནག་པོ་བྲག་འབྲིས་སྐྱེ། །ལོ་མ་སྡོང་པོ་ཆེ་བ་ལ། །རིང་ཐུང་ཁྲུ་རེ་མདའ་རེ་ཚད། །མེ་ཏོག་དམར་སྨུག་ལ་ཁ་ལ་པ། །འབྲས་བུ་ནག་པོ་མཁལ་མ་འདྲ། །སྲིན་གྱི་ནད་ལ་རབ་ཏུ་བསྔགས། །

【译文】黑毛翠雀花

黑毛翠雀生岩畔，茎和叶片比较大，长短一肘或一箭，花朵红紫口聚合，

种子黑色呈肾状，治疗虫病有特效。

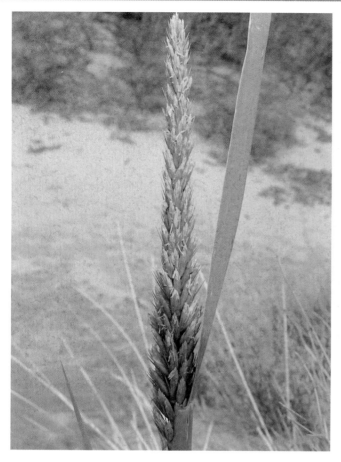

赖草　ཚིག་ཐུབ།

39. ཚིག་ཐུབ།

ཚིག་ཐུབ་ན་ཡི་སྐྱ་སར་སྐྱེ། །ལོ་མ་དང་པ་འཇག་མ་འདྲ། །སྙེ་མ་འོད་ཅན་ཟོར་བ་འདྲ། །གཉན་གྱི་ནད་དང་གཟེར་ཐུང་འཚོམས། །

【译文】赖草

沼泽干地生赖草，茎和叶片似茅草，穗有光泽如镰刀，治疗瘟病和刺痛。

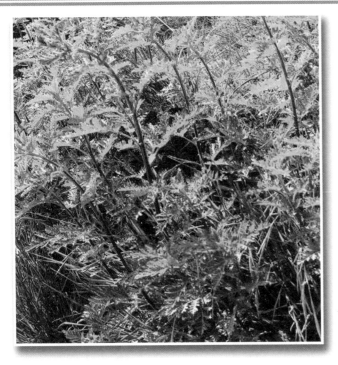

结血蒿　ཕུར་མོང་དཀར་པོ།

40. ཕུར་མོང་དཀར་པོ།

ཕུར་མོང་དཀར་པོ་སྲིབ་ལ་སྐྱེ། །ལོ་མ་ཕྲ་ཞིབ་ཏེ་མ་དངས། །སྐྱེ་ཕོན་སྣན་མ་རེ་ལྷག་འདུ། །རིང་ཐུང་མཛུབ་རེ་མཐོ་རེ་ཙམ། །སྐྲན་བཤིག་གཉན་འཇོམས་སྲིན་ནད་སེལ། །

【译文】结血蒿

结血蒿药生阴坡，叶片细碎气清香，植丛似瑞香狼毒，长短六指或一卡，
破瘤降瘟治虫病。

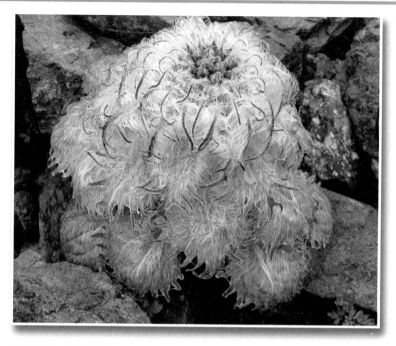

水母雪莲　ལ་ཕོད་དཀར་པོ།

41. ལ་ཕོད་དཀར་པོ།

ལ་ཕོད་དཀར་པོ་རྫ་ལ་སྐྱེ། །ལོ་མ་མཐུག་ལ་དྲི་མ་དུགས། །ཕྱི་ནང་སྙིན་བལ་ལྟ་བུས་གཡོགས། །རིང་ཐུང་སོར་བཞི་སོར་ལྔ་ཚད། །རྩ་བ་སྤྲ་ལོ་སྟོར་པོ་འདྲ། །མགོ་ནད་སྐྲངས་དང་ཙོག་པ་འདུལ། །

【译文】水母雪莲

水母雪莲生石山，叶片较厚气味浓，内外如同盖蚕丝，长短四指或五指，

根子状如红柳根，治疗头部伤和疮，消散肿块治疗疮。

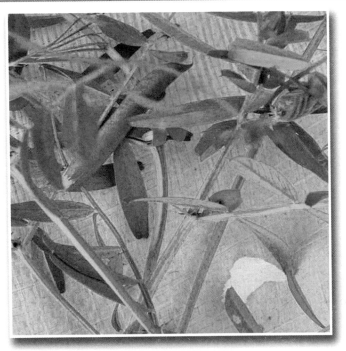

野豌豆　ཞ་དུག་པ།

42. ཞ་དུག་པ།

ཞ་དུག་པ་ནི་ཉ་ལ་སྐྱེ། །ལོ་མ་ས་འབྱར་སྲན་ཆུང་འདྲ། །རིང་ཐུང་མཛུབ་རེ་མཛུབ་རེ་ཚམ། །མེ་ཏོག་དམར་པོ་སྲན་ཆུང་འདྲ། །རོ་ནི་ཚ་མངར་སྲིན་བུ་གསོད། །སྐྱུག་ཅིང་གཉན་འཇོམས་ཉ་རྣམས་འཆི། །

【译文】野豌豆

野豌豆生水草地，叶片铺地似小豆，长短五指或六指，花朵红色似豆花，

其味辛甘能杀虫，催吐治瘟毒死鱼。

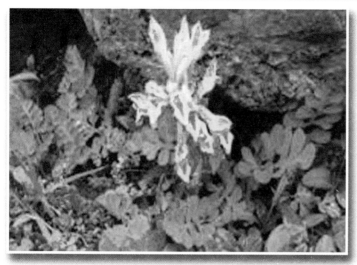

迭裂黄堇　རྒྱ་དུར།

---

43. རྒྱ་དུར།

རྒྱ་དུར་ཁག་གསེབ་འགྱམ་ལ་སྐྱེ། །སྐྱེ་པོན་སྣན་མ་རེ་ལྕུག་འདྲ། །རིང་ཐུང་ཁྲུ་རེ་ཀང་རེ་ཚམ། །མེ་ཏོག་དམར་སྨུག་མང་བ་སྟེ། །རོ་ནི་ཚ་མངར་དྲི་མ་དུགས། །ཁྲེས་ཐུང་གཟན་ནད་གག་ལྷོག་སེལ། །

【译文】迭裂黄堇

迭裂黄堇生沙滩，植丛似瑞香狼毒，长短一肘或一足，花朵多数红紫色，

其味辛甘气味浓，治疗瘟病止刺痛，并治喉蛾和疔疮。

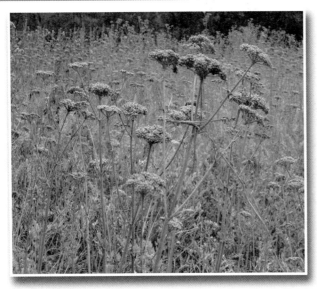

羌活　སྒྲ་མ་ནག་པོ།

44. སྒྲ་མ་ནག་པོ།

སྒྲ་མ་ནག་པོ་ཁྲིབ་ལ་སྐྱེ། །རིང་ཐུང་ཁྲུ་རེ་མདའ་རེ་ཚད། །ལོ་མ་མཐུག་འཇམ་རྫམ་པ་ལ། །མེ་ཏོག་སེར་པོ་ཤྭག་ཆོས་འདྲ། །ཁག་ལྷོག་ཐམས་ཅད་འཇོམས་པར་བྱེད། །

【译文】羌活

羌活生长在阴坡，长短一肘或一箭，叶片厚光较油润，花黄状如波罗花，治疗喉蛾和疔疮。

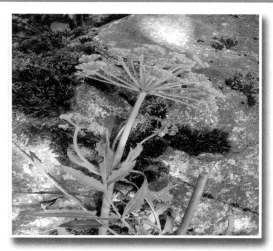

独活　 སྒྲ་མ་དཀར་པོ།

45. སྒྲ་མ་དཀར་པོ།

སྒྲ་མ་དཀར་པོ་ཞིང་ཚིགས་སྐྱེ། །རིང་ཐུང་ཁྲུ་རེ་མདའ་རེ་ཚད། །འདབ་མ་ཆེ་ཞིང་དྲི་མ་དྲགས། །དར་བ་
འཁྱོག་ཅིང་མེ་ཏོག་དཀར། །ཁྲག་གཅོད་སྐྲངས་འདུལ་གཉན་སྲིན་འཇོམས། །

【译文】独活

独活生长在田埂，长短一肘或一箭，叶片较大气味浓，茎柄弯曲花白色，
止血消肿治瘟虫。

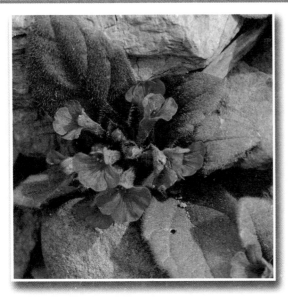

美花筋骨草　ཅུ་ལྷགས་ནག་པོ།

46. ཅུ་ལྷགས་ནག་པོ།

ཅུ་ལྷགས་ནག་པོ་ནི་ལ་སྐྱེ། །འདབ་མ་མི་རྒན་བྲང་ལྷགས་འདྲ། །ངར་པ་གྲུ་བཞི་མེ་ཏོག་སྨུག །རིང་ཐུང་
མཐོ་ཁྲུ་རེ་ཙམ། །ཁོང་དུ་བཏང་དང་ཕྱུག་པ་ཡིས། །སྐྲངས་དང་ཆུ་སེར་སྐྱོག་པ་འཇོམས། །

【译文】美花筋骨草

所说美花筋骨草，生在河川水草地，叶如老人胸部皮，茎秆四方花紫色，
长短一卡或一肘，可以内服可外敷，消散肿胀干黄水，并可治疗疔毒疮。

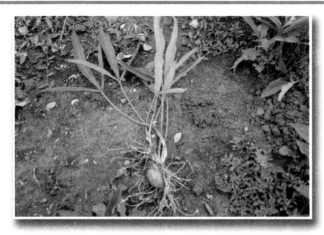

半夏　སྣ་རོ་གཡེར་རོ།

47. སྣ་རོ་གཡེར་རོ།

སྣ་རོ་གཡེར་རོ་ཞིང་ནང་སྐྱེ། ལོ་མ་ལྗང་ནག་རོ་མ་མཚུ། སྙེ་མ་ཁྱི་ཡི་མཇུག་མ་འད། མེ་ཏོག་དཀར་ཆུང་མང་དུ་ཕྱེམས། རིང་ཐུང་མཛུབ་རེ་མཛུབ་རེ་ཚད། ཏི་ཚེ་རོ་ནི་ཚ་ལ་མངར། ཞུས་པས་གག་ཕྲོག་ཤེལ་བར་བྱེད། །

【译文】半夏*

所说半夏生田间，叶片绿黑三叉锄，穗子状如狗尾巴，花朵白色小而多，

长短五指或六指，其味辛甘气味浓，治疗喉蛾和疔疮。

★　一说为高良姜，一说为半夏，待考。

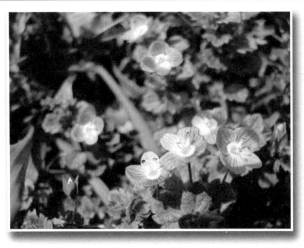

蓝花点地梅　ས་ཏིག་ནག་པོ།

48. ས་ཏིག་ནག་པོ།

ས་ཏིག་ནག་པོ་སྲུང་སྲིན་དང་། །ཁ་མ་སྟེན་མའི་གསེབ་ནས་སྐྱེ། །རིང་ཐུང་མཐོ་ར་ཁུར་རེ་ཚད། །ཉར་པ་ཅིག་སྐྱེས་ཤིན་ཏུ་ཕྲ། །ཚ་བའི་ལོ་མ་སྔ་པ་ལ། །སྐྱང་ནག་ཟུར་གསུམ་ཀོ་ལ་མཚུ། །ཉར་པའི་ལོ་མ་ཕྲ་ལ་མཉེན། །ཚ་ལ་མེ་ཏོག་སྔོན་པོ་གཅིག །རོ་ནི་ཁ་ཞིང་སྟོག་རིགས་ཀྱི། །གཉན་སྲིན་མ་ལུས་འཇོམས་པར་བྱེད། །ཚ་བ་བཏོན་ན་སྟོང་བར་འགྱུར།

【译文】蓝花点地梅

所说蓝花点地梅，生在阴面草山坡，锦鸡露梅丛中生，长短一卡或一足，
茎秆单生非常细，基叶油润黑绿色，侧歪状如三叉锄，茎叶纤细又柔软，
茎顶蓝花开一朵，其味苦而解疔毒，治疗一切瘟虫病，根子挖出瘟虫绝。

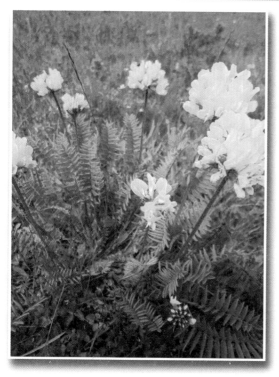

黄花棘豆　ཚོག་དུག་སེར་པོ།

49. ཚོག་དུག་སེར་པོ།

ཚོག་དུག་སེར་པོ་ཕྱིབ་ལ་སྐྱེ། །རྩ་བ་ཐུང་ཞིང་དར་པ་ཕྲ། །རིང་ཐུང་སོར་བཞི་སོར་གསུམ་ཚད། །འདབ་མ་
ཆུང་ཞིང་རྩུབ་པ་ལས། །མེ་ཏོག་སེར་པོ་དར་ཐིག་ཅན། །རོ་ནི་ཁ་ཞིང་ཚོག་པ་འཇོམས། །འདི་ཡང་འཐུ་དུས་
ཀེད་གཅོད་བྱ། །

【译文】黄花棘豆

黄花棘豆生阴坡，根子短而茎纤细，长短四指或三指，叶片小而叶面糙，
花朵黄色有斑点，其味苦而治疗疮，采摘之时拦腰折。

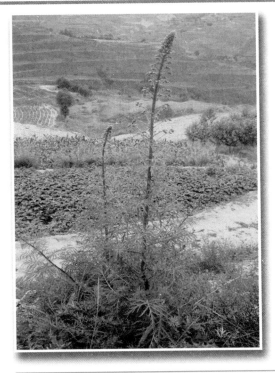

薰倒牛　ལུག་མིག་ནག་པོ།

50. ལུག་མིག་ནག་པོ།

ལུག་མིག་ནག་པོ་གཡའ་འདབ་སྐྱེ། །དར་བ་ཅིག་སྐྱེས་དྲང་བ་སྟེ། །གང་བུ་འབྲས་བུས་རབ་ཏུ་གང་། །རོ་ནི་ཚ་ཞིང་ཁ་བ་སྟེ། །ཕོ་ལོག་ལོང་སྲིན་རབ་ཏུ་འཇོམས། །

【译文】薰倒牛

薰倒牛生石山坡，茎秆单生又端直，果荚之中种子满，其味辛而有点苦，

治疗反胃大肠虫。

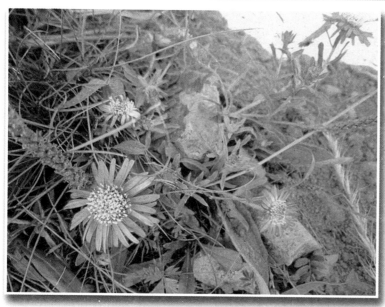

小紫菀　ལྱག་ཆུང་བ།

51. ལྱག་ཆུང་བ།

ལྱག་ཆུང་བ་ནི་བྲག་ཐིབ་སྐྱེ། །ལོ་མ་ཆུང་ཞིང་སྦུངས་པ་འདུག །མེ་ཏོག་སྔོ་སྐྱ་པདྨ་འདྲ། །རོ་མངར་དྲི་མ་དུགས་པ་སྟེ། །དུག་དང་བད་ཀན་སྨུག་པོ་འཇོམས། །

【译文】小紫菀

小紫菀生石山阴，叶片较小成簇生，花朵淡蓝状如莲，气味浓而其味甘，

功效治疗中毒症，并治培根瘀紫症。

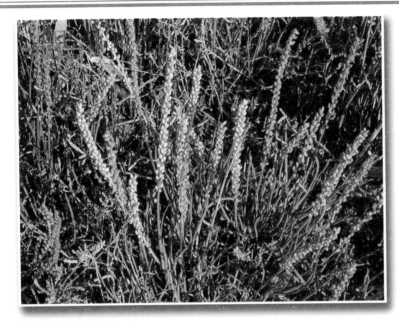

水麦冬　ཇ་དེ་ཀ

52. ཇ་དེ་ཀ

ཇ་དེ་ཀ་ནི་ཀླུང་དུ་སྐྱེ། །ལོ་མ་འབོལ་ཞིང་ངར་བ་ཕྱེད། །རིང་ཐུང་ཁྲུ་གང་རེ་ཁྲུ་རེ་ཚམ། །མེ་ཏོག་སྔོ་ཞིང་
འབྲས་བུ་ནག །དྲི་མ་ཆེ་ལ་རོ་ནི་མངར། །སྐྲངས་དང་མ་ཞུ་སེལ་བ་དང་། །རླུང་ནད་འཇོམས་པར་བྱེད་པའི་
མཆོག །

【译文】水麦冬

生在河川水麦冬，叶片柔软茎弹性，长短一足或一肘，花朵青色果黑色，

气味大而其味甘，消肿治疗未消化，治疗隆病上品药。

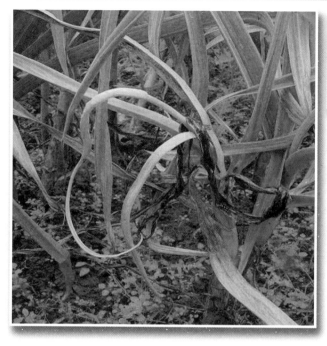
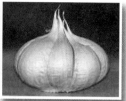

大蒜　སྒོག་སྐྱ།

53. སྒོག་སྐྱ།

སྒོག་སྐྱ་ཁྱིམ་ར་དག་ཏུ་སྐྱེ། །ལོ་མ་ལྗང་འདབ་ལྟ་བུ་སྟེ། །རིང་ཐུང་མཁྱིད་རེ་མཛུབ་རེ་ཚད། །ཚབ་རྩོག་འཇིལ་རོ་ནི་ཚ། །བད་རླུང་སྲིན་འཇོམས་རོ་ཙ་ཕྱེད། །

【译文】大蒜

大蒜生长菜园中，叶片绿色似禾叶，长短五指或六指，鳞茎块状味辛辣，

治疗培隆和虫病，并为滋补上品药。

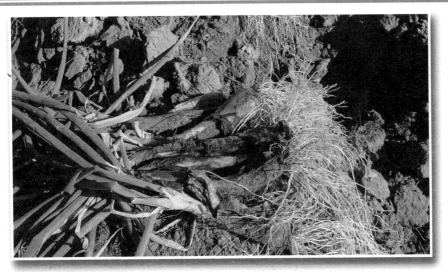

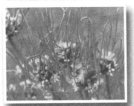

红葱　བཙོང་དམར།

---

54. བཙོང་དམར།

བཙོང་དམར་གཡའ་བཀལ་ཤུམ་རར་སྐྱེ། ལོ་མ་རིལ་བུ་སྤུ་ཅན་ཏེ། རིང་ཐུང་མཐོ་རེ་ཁང་རེ་ཚ༷མ། རྩ་བ་རྫོག་འདྲིལ་རོ་ནི་ཁ། ཁྲང་རླུང་སེལ་ཞིང་རོ་ཚ་བྱེད། །

【译文】红葱

红葱生在石山下，菜园之中亦种植，叶片圆筒被疏毛，长短一卡或一足，

根茎粗壮其味苦，治疗寒隆并滋补。

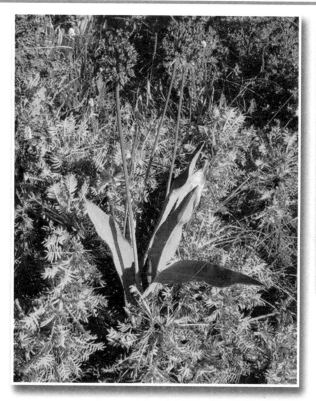
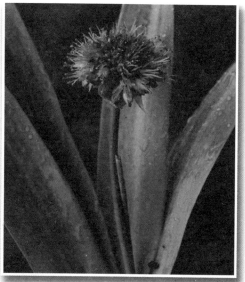

太白韭　རི་སྒོག་པ།

---

55. རི་སྒོག་པ།

རི་སྒོག་པ་ནི་སྲིབ་ལ་སྐྱེ། །ལོ་མ་ལྗང་འདབ་ལྕུ་བུ་སྟེ། །རིང་ཐུང་མཛུབ་རེ་མཛུབ་རེ་ཚམ། །རྩ་བ་ཉེ་ཤིང་པ་དང་འདྲ། །རོ་ཚ་ནུས་པས་དྲོད་སྐྱེད་ཅིང་། །རླུང་སྲིན་གྲང་བ་སེལ་བར་བྱེད། །

【译文】太白韭

太白韭生阴山坡，叶片绿色似禾苗，长短五指或六指，根子如同天冬根，
味辛功效生胃阳，治疗隆症虫寒症。

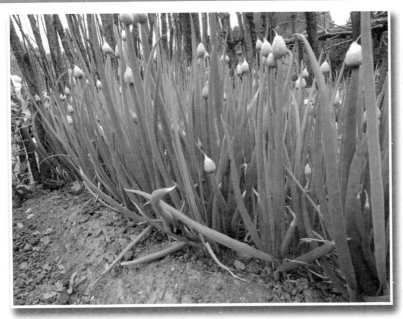

白葱　བཙོང་སྐྱ།

---

56. བཙོང་སྐྱ།

བཙོང་སྐྱག་རི་དང་ལྡུམ་རར་སྐྱེ། །འདབ་མ་རིལ་པོ་ལྗང་བས་ཅན་ཏེ། །རིང་ཐུང་ཀང་རེ་ཁྲུ་རེ་ཚམ། །རོ་ཚ་སྲིན་ནད་ཆུ་སེར་དང་། །མོ་ནད་སེལ་བར་བྱེད་པ་ཡིན། །

【译文】白葱

葱生山地和园中，叶片绿色呈筒状，长短一足或一肘，味辛治虫干黄水，

并且治疗妇女病。

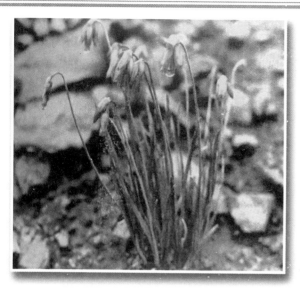

石砾韭　ལུག་སྲོག

57. ལུག་སྲོག

ལུག་སྲོག་རེ་ཡི་ཉིན་ལ་སྐྱེ། །ལོ་མ་ལྕང་འདབ་ལྟ་བུ་སྟེ། །རིང་ཐུང་མཁྲིད་རེ་མཛུབ་རེ་ཚད། །རྩ་བ་དབང་ལག་ཆ་འདྲ་ཚད། །རོ་ཚ་ཟུས་པས་སྐྲང་དང་འཕྲས། །རྙིང་རྙིང་རླུང་བ་སེལ་བར་བྱེད། །

【译文】石砾韭

石砾韭生阳山坡，叶片绿色似禾叶，长短五指或六指，根子如同佛手参，
味辛消肿治疠疮，并治陈旧隆寒症。

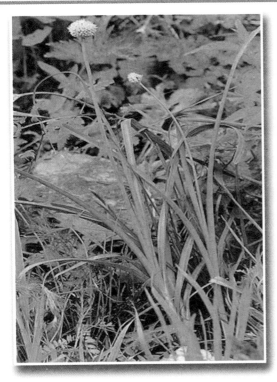

野蒜　རི་སྒོག་པ།

58. རི་སྒོག་པ།

རི་སྒོག་པ་ནི་རི་ལ་སྐྱེ། །འདབ་མ་ཁྱི་ཚེ་ལྟ་བུ་སྟེ། །རིང་ཐུང་མཛུབ་རེ་མཛུབ་རེ་ཚོག །རྩ་བ་རི་སྒོག་ལྟ་བུ་སྟེ། །རོ་ཚ་གྲང་རླུང་སེལ་བར་བྱེད། །

【译文】野蒜

野蒜生长在山上，叶片如同秦艽叶，长短五指或六指，根子略同石砾韭，
味辛治疗寒隆症。

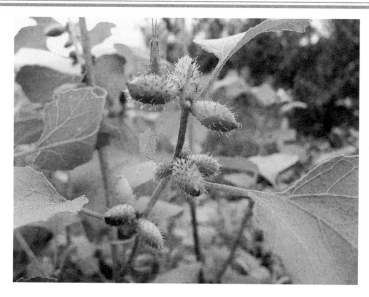

苍耳　བྱི་ཚེར།

59. བྱི་ཚེར།

བྱི་ཚེར་རི་ཡི་ཕུན་ལ་སྐྱེ། ལོ་མ་སར་འབྱར་སྲན་ཆུང་འདྲ། སྐྲངས་དང་ཆུ་སེར་སྐྱོག་པ་འདུལ། །

【译文】苍耳

苍耳生在山脚下，叶片铺地似小豆，消散肿胀干黄水，并且治疗疔毒疮。

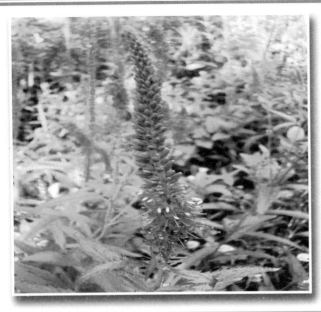

毛萼多花乌头　ར་དུག་པ།

60. ར་དུག་པ།

ར་དུག་པ་ནི་ས་ངན་སྐྱེ། །སྐྱེ་ལུགས་ཁྱི་སྡེ་གཞན་དང་འདྲ། །ལོ་མ་སྟེང་པོའི་ལོགས་ལ་འབྱར། །དར་བ་
ཆིག་སྐྱེ་ཕྲ་བ་སྟེ། །རིང་ཐུང་སོར་བཞི་སོར་ལྔ་ཚམ། །མེ་ཏོག་དཀར་དམར་མང་བ་སྟེ། །གཉན་ནད་འཛོམས་
པར་བྱེད་པ་ཡིན། །གཉན་སྲིན་སྨན་གྱི་བྱེ་ཚན་ནོ། །

【译文】毛萼多花乌头

多花乌头生薄地，形态状如麻花艽，叶茎贴生在一侧，茎蔓单生又纤细，

长短四指或五指，花朵多数白红色，功效治疗瘟疫病，属于治疗瘟虫药。

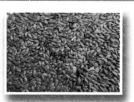

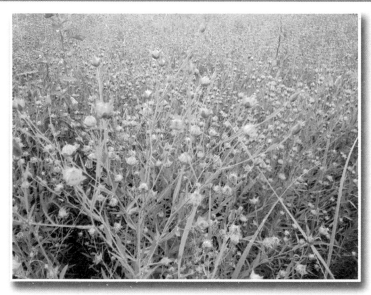

胡麻　ཟར་མ།

---

61. ཟར་མ།

ཟར་མ་ཞིང་སྐྱེས་དང་པ་ཐ། །རིང་ཐུང་ཁང་རེ་ཁྲུ་རེ་ཚམ། །མེ་ཏོག་སྔོ་ཞིང་འབྲས་བུ་ལེགས། །ཀླད་ནད་རླུང་ནད་སེལ་བར་བྱེད། །

【译文】胡麻

胡麻田生茎柄细，长短一足或一肘，花朵青蓝果实丰，脑病隆病皆能治。

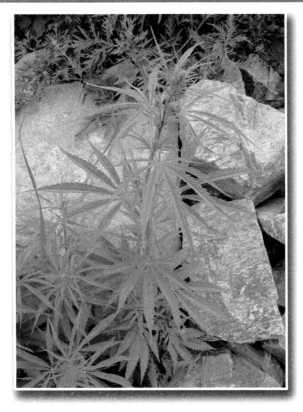

大麻　གསོ་མ།

---

62. གསོ་མ།

གསོ་མ་ཞིང་གསེབ་ཏུ་མ་དུགས། །དར་པ་གྲུ་བཞི་ལོ་མ་འབོལ། །འབྲས་བུ་རྩི་འཇམ་རོ་མངར་སྙུམ། །ཕྱུན་པ་གོས་དང་ཐག་པའི་རྒྱུ། །མགོ་རླུང་ལ་སོགས་རླུང་ནད་འཇོམས། །

【译文】大麻

大麻生在田园中，植株高大气味浓，茎秆方形叶柔软，果实光滑味甘腻，
皮为衣绳之原料，治疗头隆等隆病。

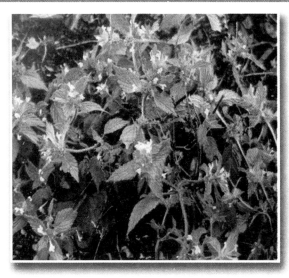

鼠曲瓣花　 མིག་སྨན་ཆུ་རྒྱུས།

---

63. མིག་སྨན་ཆུ་རྒྱུས།

མིག་སྨན་ཆུ་རྒྱུས་ཆུ་འཇིབ་ས་ངན་དང་། །ན་སྦྲང་འདྲེས་པའི་སྐྱམ་སར་སྐྱེ། །ལོ་མ་ནག་རྩུབ་རྐུབ་རྡོག་པོ་ རྒྱུང་། །རིང་ཐུང་སོར་བཞི་སོར་གསུམ་ཚམ། །མེ་ཏོག་དཀར་སྐྱ་མང་བ་སྟེ། །འབྲས་བུ་ནག་པོ་ཏིལ་འདྲ་ ཚམ། །མིག་ནད་ཐམས་ཅད་འཇོམས་པར་བྱེད། །

【译文】鼠曲瓣花

鼠曲瓣花之草药，生在贫瘠之劣地，以及水草旱地间，叶片黑糙茎秆小，

长短四指或三指，花朵淡白朵数多，种子黑色似芝麻，治疗一切眼睛病。

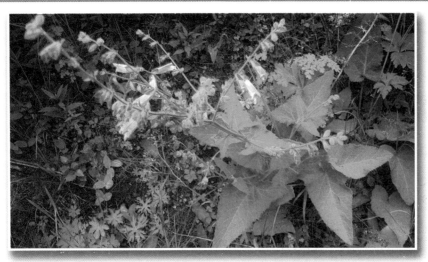

甘青鼠尾　སེར་མགོ།

64. སེར་མགོ།

སེར་མགོ་སྲིབ་ཀྱི་ནང་དུ་སྐྱེ། །ལོ་མ་འབོལ་ཞིང་སྣུམ་པ་ལ། །དར་བ་ཕྲ་ཞིང་དྲང་བ་སྟེ། །རིང་ཐུང་ཀང་རེ་
ཁྲུ་རེ་ཚད། །མེ་ཏོག་སྔོ་སྐྱ་འདབ་མ་ཆུང་། །རོ་ནི་སྣུམ་ཞིང་གོ་སྙོད་འདྲ། །མིག་ནད་མ་ལུས་སེལ་བར་བྱེད། །

【译文】甘青鼠尾

甘青鼠尾之草药，生在阴坡山脚下，叶片柔软具油性，茎秆纤细又端直，

长短一足或一肘，花朵淡蓝花瓣小，其味油腻似茴香，治疗一切眼睛病。

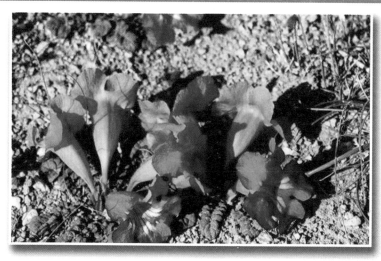

密生波罗花　ཡུག་ཆོས།

65. ཡུག་ཆོས།

ཡུག་ཆོས་བྱེ་མའི་ཐང་ལ་སྐྱེ། །འདབ་མ་ས་འབྱར་དུ་ག་ཅན། །རིང་ཐུང་སོར་བཞི་སོར་གསུམ་ཚད། །མེ་ཏོག་དམར་པོ་ལེགས་པ་སྟེ། །རྣ་བའི་ནད་སེལ་སྐྲངས་པ་བཀག །

【译文】密生波罗花

密生波罗生沙滩，叶片铺地叶缘裂，长短四指或三指，花朵红色很美丽，
治疗耳病消腹胀。

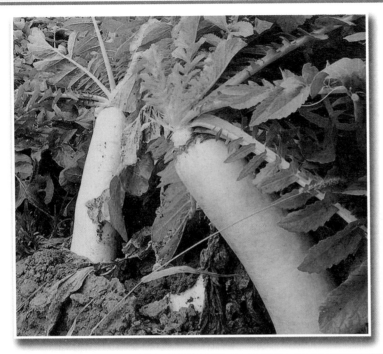

萝卜　ལ་ཕུག

66. ལ་ཕུག

ལ་ཕུག་ཞིང་དང་ཕུམ་རར་སྐྱེ། །ལོ་མ་ས་འབྱར་རྩུབ་པ་སྟེ། །རིང་ཐུང་མཐོ་རེ་མཛུབ་རེ་ཚམ། །རྩ་བ་རོག་འདྲིལ་རོ་ནི་ཚ། །ཟས་ཞེན་ཟས་འཇུ་དྲོད་སྐྱེད་ཅིང་། །རྣ་བའི་ནད་རྣམས་སེལ་བར་བྱེད། །

【译文】萝卜

萝卜生长在田园，叶片粗糙铺地面，长短一卡或六指，根茎圆柱其味辛，

纳食化食生胃阳，并且治疗耳朵病。

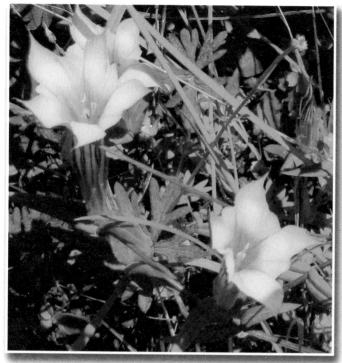

白花龙胆　སྤང་རྒྱན་དཀར་པོ།

67. སྤང་རྒྱན་དཀར་པོ།

སྤང་རྒྱན་དཀར་པོ་སྤང་ལ་སྐྱེ། །རྫར་བ་ས་འབྱར་འདབ་མ་ཆུང་། །རིང་ཐུང་སོར་བཞི་སོར་ལྔ་ཙམ། །མེ་ཏོག་དཀར་པོ་ར་དུག་འདྲ། །ཁྱི་བཞི་ནད་དང་སྐོ་ནད་སེལ། །

【译文】白花龙胆

白花龙胆生草坡，茎铺地面叶片小，长短四指或五指，花朵白色似白芍，
治疗肺病咽喉病。

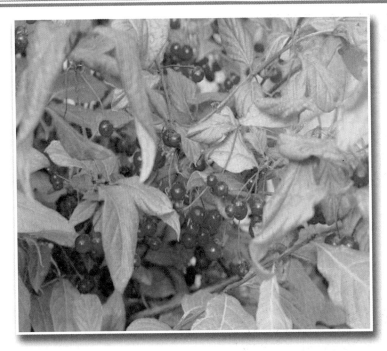

忍冬果　འཕང་མ།

68. འཕང་མ།

འཕང་མ་བྲག་དང་ནགས་ཁྲེབས་སྐྱེ། །སྡོང་པོ་དཀར་ཞིང་ལོ་མ་ཆུང་། །རིང་ཐུང་ཁྲུ་རེ་མདའ་རེ་ཙམ། །འབྲས་བུ་དམར་པོ་རོ་ནི་མངར། །སྙིང་གི་ཚད་པ་མོ་ནད་སེལ། །

【译文】忍冬果

石崖林缘生忍冬，树干白色叶片小，长短一肘或一箭，果实红色味甘甜，
治疗心热妇女病。

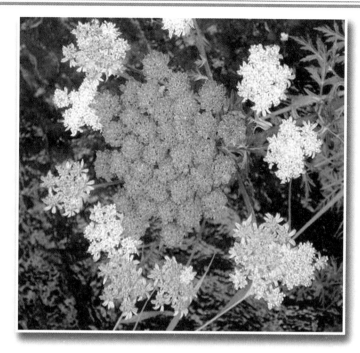

舟瓣芹　དང་ཀུན།

69. དང་ཀུན།

དང་ཀུན་ཕག་དང་ནགས་གསེབ་སྐྱེ། །ལོ་མ་ལྗང་ནག་ངར་པ་དམར། །རིང་ཐུང་ཁྲུ་རེ་ཁྲུ་རེ་ཚད། །མེ་ཏོག་སྐྱེ་ལུགས་སྤྲུ་དཀར་འདྲ། །དྲི་ཞིམ་སྙིང་ཚད་སེལ་བར་བྱེད། །

【译文】舟瓣芹

舟瓣芹药生石崖，树林间隙亦生长，叶片墨绿茎秆红，长短一足或一肘，

花朵形如独活花，味香治疗心热病。

71

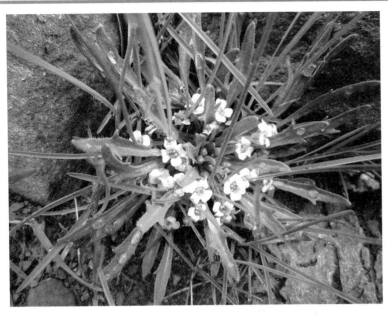

高山辣根菜　སྲོ་ལོ་དཀར་པོ།

70. སྲོ་ལོ་དཀར་པོ།

སྲོ་ལོ་དཀར་པོ་གཡའ་ལ་སྐྱེ། །ལོ་མ་ལྗང་སྐྱ་འཇམ་པ་ལ། །མེ་ཏོག་དཀར་ཞིང་དར་པ་ཐུ། །རིང་ཐུང་
མཛུབ་རེ་མཐིད་རེ་ཚམ། །སྲོ་ནད་ཐམས་ཅད་སེལ་བར་བྱེད། །

【译文】高山辣根菜

所说高山辣根菜，生在片岩石山上，叶片灰绿较光滑，花朵白色茎柄细，

长短六指或五指，一切肺病都能治。

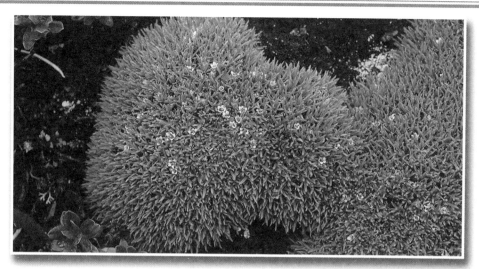

澜沧雪灵芝　　ཆེ་ཀྱོང་དཀར་པོ།

71. ཆེ་ཀྱོང་དཀར་པོ།

ཆེ་ཀྱོང་དཀར་པོ་སྦྲང་ལ་སྐྱེ། །འདབ་མ་གཅན་གཟན་སྣ་ར་འདྲ། །མེ་ཏོག་དཀར་ཆུང་སྦུངས་པ་འདྲ། །གློ་
ཡི་ནད་ལ་ཕན་པར་བཤད། །

【译文】澜沧雪灵芝

生在草坡雪灵芝，叶片状如野兽须，花朵白小成簇生，可治各种肺上病。

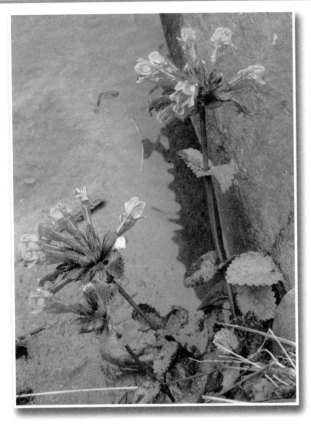

螃蟹甲   ལྱག་ལྱར།

72. ལྱག་ལྱར།

ལྱག་ལྱར་ལྱང་གྲོག་ཆུ་འགྲམ་སྐྱེ། །དང་བ་སྤུ་ཅན་ལོ་མ་རྩུབ། །རིང་ཐུང་མཛུབ་རེ་མཐོ་རེ་ཚམ། །མེ་ཏོག་དམར་སྐྱ་མང་བ་སྟེ། །ཚ་བ་སྒོག་སྐྱེའི་ཤུན་འདྲས་གཡོགས། །གློ་གཅོང་ཤེལ་བར་མཆོག་ཏུ་བཟང་།

【译文】螃蟹甲

螃蟹甲生山溪边，茎柄披毛叶粗糙，长短六指或五指，花朵多数淡红色，

块根如同蒜皮包，治疗肺痨为良药。

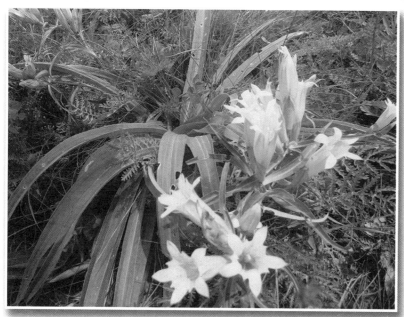

麻花艽　ཀྱི་ལྕེ་དཀར་པོ།

73. ཀྱི་ལྕེ་དཀར་པོ།

ཀྱི་ལྕེ་དཀར་པོ་ཆུ་འགོ་ན་ལ་སྐྱེ། །ལོ་མ་ས་འབྱར་སྣུམ་པ་ལ། །མེ་ཏོག་དངུལ་དཀར་དྲིལ་བུ་འདྲ། །རིང་ཐུང་མཐོ་རེ་མཛུབ་རེ་ཚད། །སྐྲངས་དང་ཆུ་སེར་སྐྲོ་ཟུག་འཇོམས།

【译文】麻花艽

水源草地麻花艽，叶片油润铺地面，花朵银白状如铃，长短五指或六指，

功效止痛消肿胀，引出黄水和肺脓。

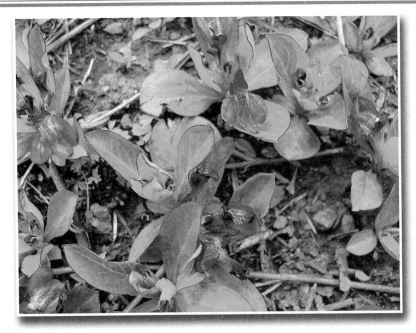

肉果草　སྲ་ཡག་པ།

---

74. སྲ་ཡག་པ།

སྲ་ཡག་པ་ནི་སྲ་ལ་སྐྱེ། །ལོ་མ་ས་འབྱར་འདབ་བཞི་པ། །རིང་ཐུང་སོར་རེ་སོར་དོ་ཙམ། །མེ་ཏོག་སྔོ་དམར་སྲན་མ་འདྲ། །འབྲས་བུ་སྙིང་གི་དབྱིབས་དང་མཚུངས། །རྩ་བ་དཀར་ཞིང་ཕྲ་བ་སྟེ། །རྩ་བ་ལོ་མ་མེ་ཏོག་འབྲས། །རིམ་པས་གློ་ནད་པགས་ནད་སེལ། །མཆིན་ནད་མོ་ནད་སེལ་བར་བྱེད། །

【译文】肉果草

肉果草药连片生，叶片四片铺地面，长短一指或二指，花朵青红似豆花，
果实形状如心脏，根子白色并且细，根叶花朵和果实，依次治疗肺部病，
肤病肝病妇女病。

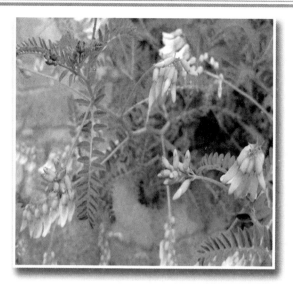

白花黄芪　ষ্ফ্ন্ন্শ্বন

75. ষ্ফ্ন্ন্শ্বন

ষ্ফ্ন্ন্শ্বন্ক্র্ন্ন্ক্র্ক্র্শ্বন্ম্ক্র্ন্ক্র্ম্ম্ম্ম্ম্ম্ম্ম্ম্ম্ম্ক্র্ন্ম্ম্ম্ম্ম্ম্ম্ম্ম্ম্ম্ম্ক্র্ম্

【译文】白花黄芪

草地田埂白黄芪，叶片形状似豆叶，植丛少而花白色，长短六指或一卡，
功效治疗肺热病。

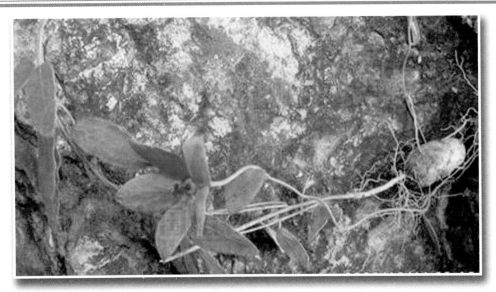

鸡蛋参　སྒྲི་བ།

76. སྒྲི་བ།

སྒྲི་བ་མེ་བ་སྐྱེར་པ་དང་། ཁྲ་མ་ལ་སོགས་འཁྲིལ་ནས་སྐྱེ། འདབ་མ་ཆུང་ཞིང་དར་པ་མཁྲང་། རིང་ཐུང་
ཁྲུ་རེ་མདའ་རེ་ཚད། མེ་ཏོག་སྔོན་པོ་འདབ་ལྔ་པ། བཅད་ན་འོ་འབྱུང་རྩ་བ་མངར། ཕོ་མཆིན་སྨན་ཡིན་
ཆམ་པ་སེལ། །

【译文】鸡蛋参

攀援植物鸡蛋参，叶片小而茎蔓硬，长短一肘或一箭，花朵蓝色五个瓣，
折断流出乳白液，其根味甘治感冒，并是胃肝之良药。

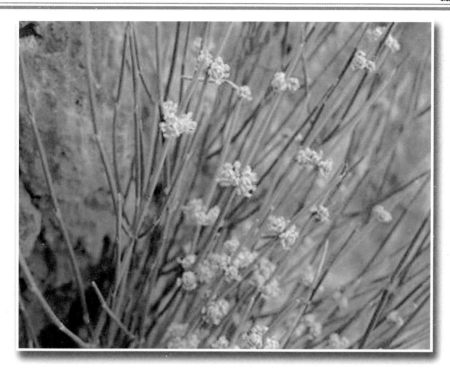

麻黄　གཡའ་རྩི་བ།

77. གཡའ་རྩི་བ།

གཡའ་རྩི་བ་ནི་བྲག་ཕྱིབ་སྐྱེ། །ལོ་མ་སྣུམ་ཞིང་སྤུངས་པ་འདྲ། །མེ་ཏོག་སེར་པོ་པདྨ་འདྲ། །རོ་སྐྱུར་གློ་ནད་སེལ་བར་བྱེད། །

【译文】麻黄

麻黄生在阴石崖，叶片油润成簇生，花朵黄色状似莲，味酸治疗肺部病。

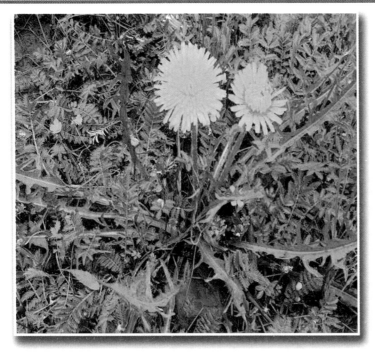

蒲公英　ཁུར་མང་།

78. ཁུར་མང་།

ཁུར་མང་ཞིང་གི་ཚིགས་ལ་སྐྱེ། །བཅད་ན་འོ་འབྱུང་རོ་ནི་ཁ། །ལོ་མ་ས་འབྱར་ཏུ་གཤགས། །མེ་ཏོག་སེར་པོ་དང་པ་ཕྲ། །རིང་ཐུང་མཁྱིད་རེ་མཛུབ་རེ་ཚམ། །མཁྲིས་ནད་མ་ལུས་སེལ་བར་བྱེད། །

【译文】蒲公英

蒲公英生田地埂，折断流乳其味苦，叶片铺地叶缘裂，花朵黄色花梗细，

长短五指或六指，治疗一切肝胆病。

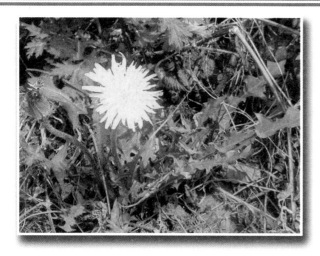

白花蒲公英　སྐྱ་བ།

---

79. སྐྱ་བ།

སྐྱ་བས་ནི་ཞིང་གི་གསེབ་ལ་སྐྱེ། །འདབ་མ་ལྗང་སྐྱ་ཞོ་ཆན་ཏེ། །དར་པ་དྲང་ཞིང་མེ་ཏོག་སེར། །རིང་ཐུང་ཁྲུ་རེ་མདའ་རེ་ཙམ། །རོ་ལ་མཁྲིས་ནད་སེལ་བར་བྱེད། །

【译文】白花蒲公英

田间白花蒲公英，叶片淡绿流乳汁，花梗端直花淡黄，长短一肘或一箭，

味苦治疗肝胆病。

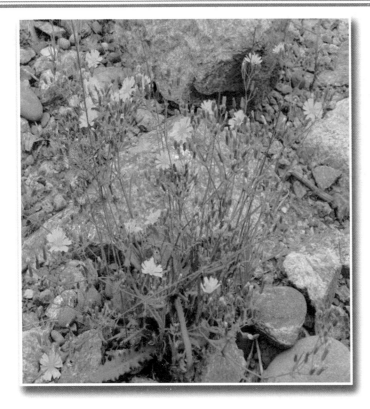

禾叶风毛菊　 རྩ་མཁྲིས།

---

80. རྩ་མཁྲིས།

རྩ་མཁྲིས་ཞིང་ཆེགས་ཐང་ལ་སྐྱེ། །ལོ་མ་སར་འབྱར་ཏུ་ག་ཅན། །རིང་ཐུང་སོར་བཞི་སོར་ལྔ་ཚད། །མེ་ཏོག་སེར་ཞིང་རོ་ནི་ཁ། །མཁྲིས་ནད་སེལ་བར་མཆོག་ཏུ་བཀད། །

【译文】禾叶风毛菊

草药禾叶风毛菊，生在田埂和平滩，叶片铺地叶缘裂，长短四指或五指，
花朵黄色其味苦，治疗胆病之良药。

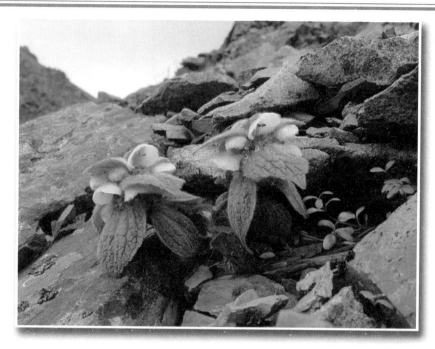

绵参　སྦྲང་ཚན།

81. སྦྲང་ཚན།

སྦྲང་ཚན་ཚིགས་དང་གད་སྙེབས་སྐྱེ། །འདབ་མ་མཐུག་ཅིང་མེ་ཏོག་དཀར། །ར་ལ་མང་ཞིང་སྐྱེ་ཤིང་
ཆེ། །རིང་ཐུང་མཛུབ་རེ་མཛུབ་རེ་ཚད། །རྐངས་འདུལ་སྐྲན་བཤིག་གློ་ནད་སེལ། །

【译文】绵参

地埂山崖生绵参，叶片较厚花朵白，茎叶多而植株大，长短五指或六指，
消肿破瘤治肺病。

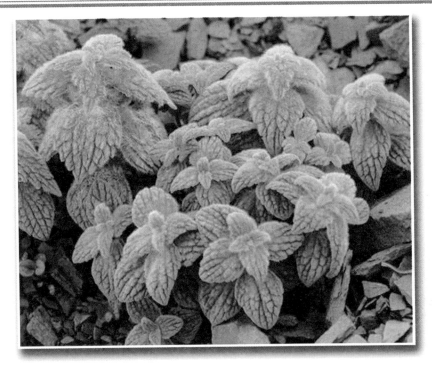

扭连线　དར་ཡ་གན།

82. དར་ཡ་གན།

དར་ཡ་གན་ནི་བྲག་སྐྱད་སྐྱེ། །ལོ་མ་ཁྱད་པོ་དར་པ་དང་། །རིང་ཐུང་ཁྲུ་རེ་མདའ་རེ་ཚམ། །མེ་ཏོག་ལོ་བཙན་ཆུང་ཟད་འདྲ། །མེ་དུག་སློ་རྣག་ལ་སོགས་འཇེན། །

【译文】扭连线

扭连线生石崖下，叶片较硬茎端直，长短一肘或一箭，花似白蓝翠雀花，

愈疮解毒引肺脓。

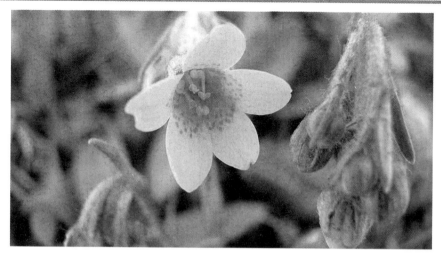

垂头虎耳草　མཆིན་པ་བཅད་འབྱོར།

83. མཆིན་པ་བཅད་འབྱོར།

མཆིན་པ་བཅད་འབྱོར་སྲུང་སྲིབས་སྐྱེ། །རིང་ཐུང་སོར་རེ་སོར་དོ་ཚད། །ལོ་མ་འཁོར་ལོ་ལྟ་བུ་རྣམ། །མེ་ཏོག་སེར་པོ་གཉན་གུག་པ། །ཞག་པོའི་རེ་མོ་བཀྲ་སྟེ། །རོ་ནི་མངར་ཞིང་མངལ་བ་ལ། །མཆིན་ནད་མ་ལུས་སེལ་བར་བྱེད།

【译文】垂头虎耳草

垂头虎耳生阴坡，长短一指或二指，叶片形状如圆轮，花朵黄色花颈弯，

布满黑色之花斑，其味甘而有些淡，治疗一切肝脏病。（说法不一，待考。）

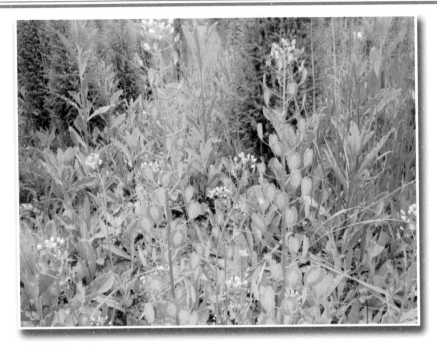

菥蓂　ཐེ་ག་བ།

84. ཐེ་ག་བ།

ཐེ་ག་བ་ནི་སྲིབ་ལ་སྐྱེ། །འདབ་མ་ཆུང་ཞིང་མེ་ཏོག་དཀར། །ངར་པ་ཅིག་སྐྱེས་ཕྲ་བ་སྟེ། །རིང་ཐུང་སོར་བཞི་སོར་ལྔ་ཚམ། །གང་བུ་རིལ་མོ་པད་ཁ་འདྲ། །འབྲས་བུ་དམར་ལེབ་རོ་སྣུམ་ཚ། །མཆིན་པའི་ནད་དང་བད་ཀན་སེལ། །

【译文】菥蓂

菥蓂生长在阴坡，叶片较小花白色，茎秆单生并且细，长短四指或五指，
果荚圆形似油菜，种子红扁味油辛，治疗肝病培根病。

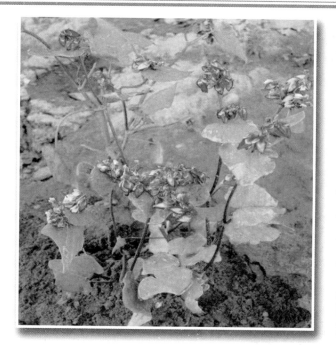 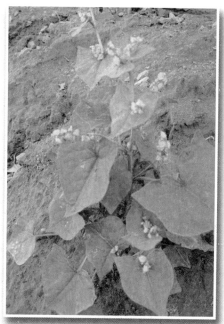

荞麦 བྲ་བོ།

85. བྲ་བོ།

བྲ་བོ་རི་དང་ལྗུམ་རར་སྐྱེ། །ལོ་མ་དམར་ལྗང་འཁོར་ལོ་འདྲ། །འབྲས་བུ་ཟུར་གསུམ་རོ་ནི་མངར། །གྲོ་འཁྲུག་རྒྱུ་ལོང་ནད་རྣམས་སེལ། །

【译文】荞麦

荞麦生在山和园，叶片红绿状如轮，果实三角其味甘，可治肠鸣腹胀病。

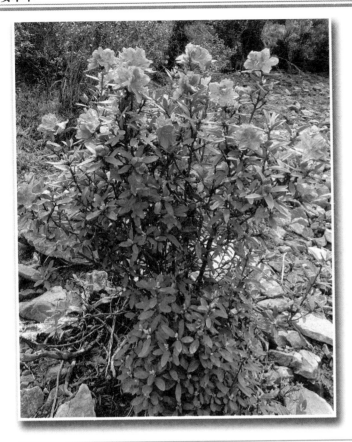

头花杜鹃　བ་ལུ་ནག་པོ།

86. བ་ལུ་ནག་པོ།

བ་ལུ་ནག་པོ་ཁྲིབ་སྟོང་སྐྱེ། །འདབ་མ་སྣུམ་ཞིང་ཕྲ་བ་ལ། །མེ་ཏོག་སྔོ་དམར་དྲི་ཞིམ་པ། །རིང་ཐུང་མདའ་རེ་འདོམ་རེ་ཚད། །ཕོ་བའི་དྲོད་སྐྱེད་བད་ཀན་དང་། །རྒྱུ་ལོང་མཁལ་སྐེད་གྲང་བ་སེལ། །

【译文】头花杜鹃

头花杜鹃阴坡生，叶片油润并且细，花朵青红其味香，长短一箭或一庹，
提升胃阳治培根、大小肠病肾腰寒。

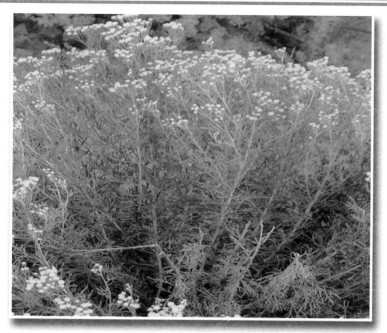

细叶亚菊　མཁན་པ་དཀར་པོ།

87. མཁན་པ་དཀར་པོ།

མཁན་པ་དཀར་པོ་གཡའ་སྐྱེད་སྐྱེ། །ལོ་མ་ས་འབུར་སྐྱུ་ལ་སྐྱེན། །རིང་ཐུང་མཛུབ་རེ་མཐོ་རེ་ཚམ། །མེ་ཏོག་སེར་ཞིང་དྲི་མ་དངས། །སྐྲངས་འབུལ་རྨ་འབྲས་རྒྱུ་ལྟོང་ཐབན། །

【译文】细叶亚菊

细叶亚菊石山下，叶灰铺地成簇生，长短六指或一卡，花朵黄色气清香，
消散肿胀愈伤疮，可治疖疮肠胃痛。

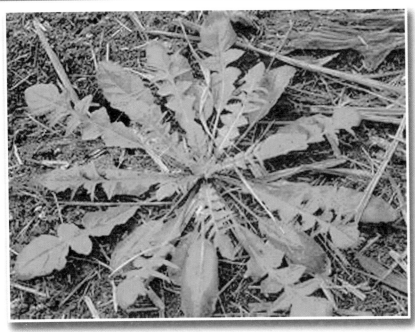

荠菜　བྱེ་ག་རིགས་གཅིག

88. བྱེ་ག་རིགས་གཅིག

བྱེ་ག་རིགས་གཅིག་ཞིང་ནང་སྐྱེ། །ལོ་མ་འཁྱར་དུ་ག་ཅན། །མེ་ཏོག་དཀར་ཆུང་མང་བ་སྟེ། །རྒྱ་བྱེའི་
གང་བུ་མཁལ་ཁུག་འདྲ། །བོད་བྱེའི་གང་བུ་ཟུར་གསུམ་པ། །རྒྱ་བྱེས་གློ་དང་མཁལ་ནད་སེལ། །བོད་བྱེས་
སྐྱུག་པ་ལ་ཕྱུས་གཅོད། །འདི་ལོ་སོ་ཁ་བ་ཞེས་གྲགས། །

【译文】荠菜

荠菜生在田园间，叶片铺地叶缘裂，花朵白色小而多。汉地生长之荠菜，
果荚形状似肾囊。藏地生长之荠菜，果荚形状三角形。汉荠治疗肺肾病，
藏荠可治呕吐症。别名又称索卡瓦。

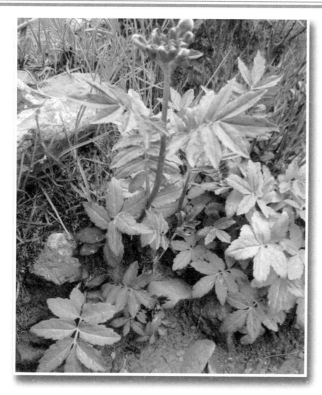

紫花碎米荠　ཆུ་རུག

89. ཆུ་རུག

ཆུ་རུག་གཡའ་ཡི་ཆུ་འགྲམ་སྐྱེ། །ལོ་མ་སྔོ་དམར་སྤུངས་པ་འདྲ། །མེ་ཏོག་སྔོ་སྐྱ་སྲན་མ་འདྲ། །རྩ་བ་འཁྱོག་ཅིང་རོ་ནི་མངར། །རིང་ཐུང་སོར་བཞི་སོར་ལྔ་ཚད། །ནུས་པས་རྒྱུས་པའི་ཚད་པ་སེལ། །

【译文】紫花碎米荠

所说紫花碎米荠，生在石山水岸边，叶片青红成簇生，花朵淡蓝似豆花，
根子弯曲其味甘，长短四指或五指，功效治疗筋热症。

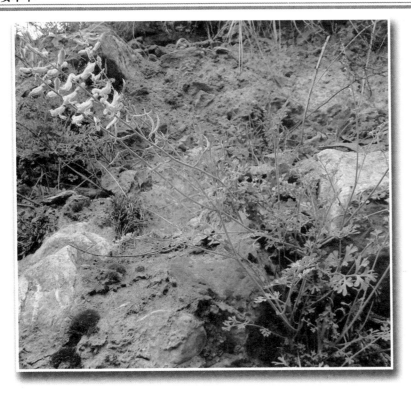

灰绿黄堇　ལུག་ང་ལ་བ།

90. ལུག་ང་ལ་བ།

ལུག་ང་ལ་བ་ནི་ཞིང་ཚིགས་སྐྱེ། །མེ་ཏོག་དང་ཁ་ཕུ་ཤུད་མགོ །དར་བ་གཉུང་འདུ་ཊི་མ་དུགས། །རིང་ཐུང་
ཁྲུ་རེ་མདའ་རེ་ཚད། །ཁྱི་སྨྱོན་དུག་དང་ཚད་པ་དང་། །ཡན་ལག་སྐྲངས་པ་མ་ལུས་སེལ། །

【译文】灰绿黄堇

灰绿黄堇生田埂，花朵鹅黄戴胜头，茎柄如拧气味浓，长短一肘或一庹，

清除狂犬毒和热，消散四肢之肿胀。

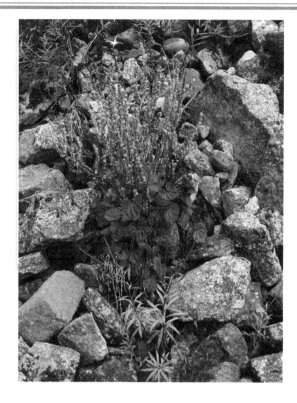

山蓼　སྲ་ལོ།

91. སྲ་ལོ།

སྲ་ལོ་སྲིབས་ཀྱི་སྟོང་སྲད་སྐྱེ། །ལོ་མ་ལྗང་སེར་སྦང་པ་དམར། །རིང་ཐུང་གང་རེ་ཁྲུ་རེ་ཚད། །མེ་ཏོག་དཀར་ཞིང་རོ་བསྐ་སྐྱུར། །ཞུས་པས་རྒྱུ་ལོང་ནད་སེལ་ཞིང་། །བུ་སྐྱེས་རྗེས་ཀྱི་རླུང་ཡང་འཇོམས།།

【译文】山蓼

山蓼阴坡上下生，叶片绿黄茎红色，长短一足或一肘，花朵白色味涩酸，
治疗大肠小肠病，并治产后之隆病。

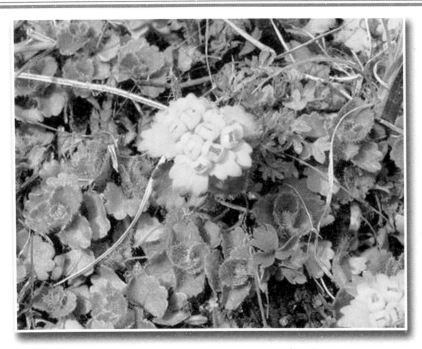

金腰子　གཡང་ཀྱི་མོ།

92. གཡང་ཀྱི་མོ།

གཡང་ཀྱི་མོ་ནི་རྡ་སྤུབས་སྐྱེ། །དར་པ་ཕྲ་ཞིང་མེ་ཏོག་ཆུང་། །རིང་ཐུང་མཁྲིད་རེ་མཛུབ་རེ་ཚམ། །འདབ་མ་ཕྱུམ་ཆུང་སྡུངས་པ་འདུ། །རོ་ནི་ཁ་ཞིང་སྐྱུག་བྱེད་ཅིང་། །མཁྲིས་ཚད་ས་ལུས་སེལ་བའི་མཆོག །

【译文】金腰子

石山碎石生金腰，茎柄纤细花朵小，长短五指或六指，叶片较小成簇生，

其味苦而可催吐，清解胆热上品药。

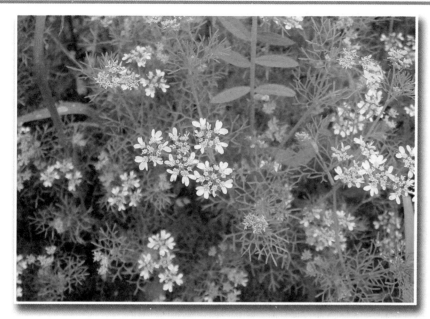

芫荽　　ཟ་སྣུ།

93. ཟ་སྣུ།

ཟ་སྣུ་རི་དང་ཕྱུགས་རར་སྐྱེ། ། སྡོང་པོ་འཁྱོག་ཅིང་མེ་ཏོག་དཀར། །རིང་ཐུང་ཁྲུ་རེ་ཁྲུ་རེ་ཚད། །ལོ་མ་ཕྲ་ཞིབ་གཏོར་བ་འདྲ། །འབྲས་བུ་གཟའ་ཁ་སྦྱོར་འདྲ། །རོ་ནི་བསྐ་སྐྱུར་གཞང་འབྲུམ་དང་། །བད་ཀན་སྨུག་པོ་སེལ་བར་བྱེད། །

【译文】芫荽

芫荽生在山和园，茎秆弯曲花白色，长短一足或一肘，叶片细碎乱撒开，
果如圆盒口闭合，其味涩酸治痔疮，并治培根瘀紫症。

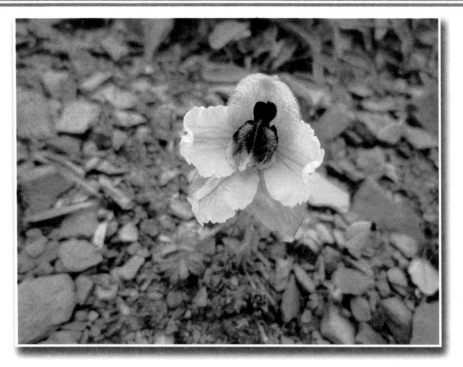

黄毛翠雀花 ཇ་རོང་སྔོས།

94. ཇ་རོང་སྔོས།

ཇ་རོང་སྔོས་ནི་གཡའ་སྤོང་སྟེ། །ལོ་མ་རྣུམ་ཞིང་དྲི་མ་དུགས། །མེ་ཏོག་སྔོན་པོ་ཇ་མགོ་འདྲ། །རིང་ཐུང་མཁྱིད་རེ་མཛུབ་རེ་ཚམ། །གདོན་འདུལ་རིམས་ཚད་བསྲུང་ཞིང་སེལ། །

【译文】黄毛翠雀花

所说黄毛翠雀花，片岩石山上部生，叶片油润气味浓，花朵蓝色似鸟头，

长短五指或六指，防治疫热疗邪病。

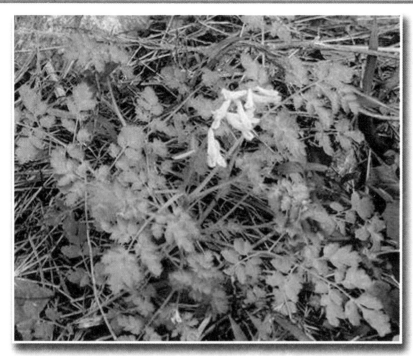

矮紫堇　 སེར་པོ་ཁྲག་སྐམ།

---

95. སེར་པོ་ཁྲག་སྐམ།

སེར་པོ་ཁྲག་སྐམ་རེ་ཐང་མཚམས། །ན་ཁག་འདྲེས་པའི་རྒྱ་འགྱམ་སྐྱེ། །ལོ་མ་ས་འབྱར་ལུག་ཆུང་འདྲ། །མེ་ཏོག་དབྱིབས་ནི་སྲན་མ་འདྲ། །ཁ་དོག་སེར་པོ་ངང་པ་ཐལ། །རིང་ཐུང་ཀང་རེ་ཁྲུ་རེ་ཚམ། །རྩ་བ་སེར་པོ་ཁྲག་ཀང་འདྲ། །རོ་མངར་ཚ་བ་རྒྱུ་གཟེར་གང་། །མ་སྐྱིན་འབྱེད་པའི་སད་མནའ་མཆོག །

【译文】矮紫堇

所说藏药矮紫堇，草地沙滩水边生，叶似铺地路旁菊，花朵形状似豆花，
花冠黄色茎柄细，长短一足或一肘，根子黄色似黄连，味甘而辛治肠痧，
诊断疾病之良药。

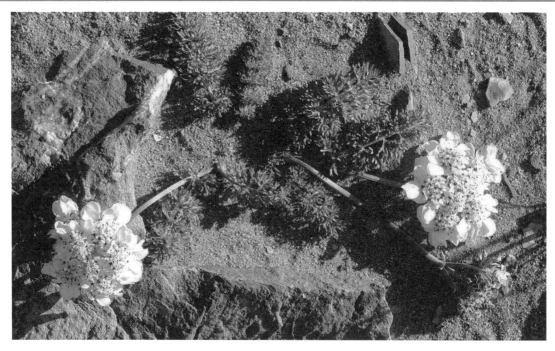

藁本 འབམ་པོ།

96. འབམ་པོ།

འབམ་པོ་རི་སྲང་སྐམ་སར་སྐྱེ། ལོ་མ་ས་འབྱར་འཁྲིག་འཁྲིག་པོ། མེ་ཏོག་ཕྲ་ཞིང་དར་པ་དང་། རིང་ཐུང་སོར་བཞི་སོར་ལྔ་ཚད། དྲི་མ་དུགས་ཆེ་མགོ་རྨ་དང་། སྐྲངས་དང་ལྦོང་འབྲས་འཇིགས་པར་བྱེད། རྒྱུས་པར་མདའ་རྡུག་པ་འབྱིན། །

【译文】藁本

藁本山坡旱地生，叶片零乱铺地面，花朵细小花梗直，长短四指或五指，

气味浓烈治头疮，消肿破瘤除肿核，排出留筋之镞弹。

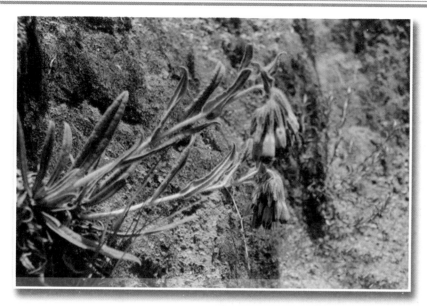

紫草　འབྲི་མོག་པ།

97. འབྲི་མོག་པ།

འབྲི་མོག་པ་ནི་སྲུ་ལ་སྐྱེ། །ཚིགས་དང་བྱེ་མ་ལ་ཡང་སྐྱེས། །ལོ་མ་ལྗང་སྐྱ་ཆུབ་པ་སྟེ། །རྩ་བ་མེ་ཏོག་དམར་པ་ཡིན། །རིང་ཐུང་ཀང་རེ་ཁྲུ་རེ་ཚད། །དེ་ལ་འབྲི་མོག་ནག་པོ་ཟེར། །མཁྲིད་རེརས་མཐུབ་རེ་ངར་པ་ཐུ། །ལོ་མ་སྐྱ་ཆུན་འབྲི་མོག་དཀར། །དཀར་པོ་སྟོ་དང་ཁྲག་ཀླུང་དང་། །འཁྲུམས་དང་ཁྲག་ལ་མཆོག་ཏུ་བསྔགས། །

【译文】紫草

紫草生在田地埂，沙砾滩地亦生长，叶片灰绿又粗糙，根子花朵皆红色，
长短一足或一肘，此种称为黑紫草。长约五指或六指，茎细叶片披绒毛，
此种称为白紫草。白紫草治血隆症，并治肺病劳损症，治疗血病之良药。

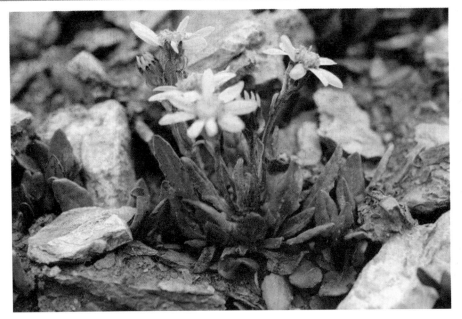

天山千里光　ས་ཆུང་པ།

98. ས་ཆུང་པ།

ས་ཆུང་པ་ནི་ཤུ་ལ་སྐྱེ། །དར་པ་ས་འབྱར་དམར་པོ་ལ། །ལོ་མ་གྲོ་མ་ཆུང་ཟད་འདྲ། །རིང་ཐུང་མཐེབ་རེ་མཐོ་རེ་ཚམ། །མེ་ཏོག་སེར་ལ་རོ་ནི་མངར། །ཁ་དུག་འཇོམས་ཤིང་བད་ཀན་སེལ། །

【译文】天山千里光

千里光生田地埂，茎红铺在地面上，叶片略似蕨麻叶，长短六指或一卡，
花朵黄色其味甘，治疗肉毒培根病。

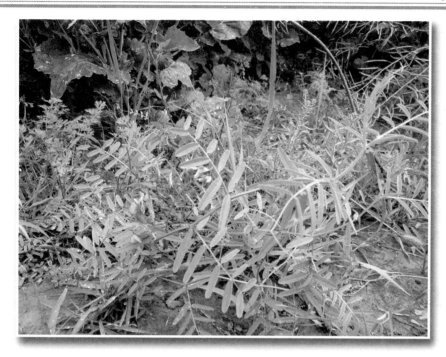

野豌豆 ཏྲི་ཟན་སེ།

99. ཏྲི་ཟན་སེ།

ཏྲི་ཟན་སེ་ནི་ཐང་ཕོན་སྐྱེ། །ལོ་མ་སྲན་ཆུང་ཞིམ་པོ་ལ། །དར་པ་ས་འབྱར་མེ་ཏོག་སྔོ། །རིང་ཐུང་མཐིལ་རེ་མཛུབ་རེ་ཚམ། །ཁུང་བུ་སྤུང་གི་ར་ཚ་འདྲ། །འབྲས་བུ་ལེབ་ཅིང་རོ་ནི་མངར། །ཁུ་ཕོར་ཐམས་ཅད་འཇོམས་པར་བྱེད། །

【译文】野豌豆

滩生草药野豌豆，叶小如同小豆叶，茎铺地面花青蓝，长短五指或六指，
果荚状如黄牛角，果实扁形其味甘，治疗一切脓疖疮。

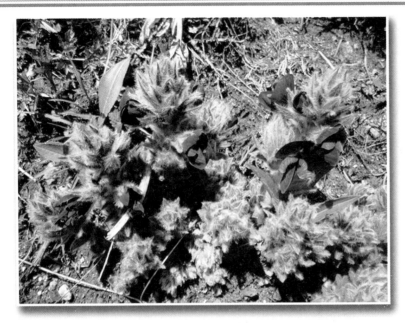

紫花黄华　སྣ་བ་སྲད་མ།

100. སྣ་བ་སྲད་མ།

སྣ་བ་སྲད་མ་རེ་སྐྱོང་སྐྱེ། །ལོ་མ་འབོལ་པོ་སྤུ་ཅན་སྐྱེ། །སྐྱེ་ཕོན་སྲན་མ་རེ་ལྟག་འདྲ། །རིང་ཐུང་ཀང་རེ་ཁྲུ་
རེ་ཙམ། །མེ་ཏོག་སྲན་མ་ལ་ཅུང་ཟད་འདྲ། །ཀང་བུ་ཆེན་མོ་མཁལ་མ་འདྲ། །རོ་མངར་ནུས་པས་རྨ་དང་ནི། །ཁྱི་
སྨྱོན་དུག་ལ་མཆོག་ཏུ་བསྔགས། །

【译文】紫花黄华

紫花黄华生高山，叶片松散披茸毛，植丛如瑞香狼毒，长短一足或一肘，
花朵略似豌豆花，果荚较大肾脏形，味甘功效治伤疮，可解狂犬病之毒。

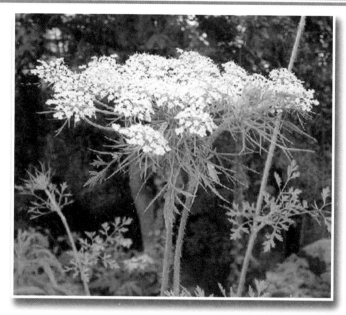

蛇床子 ཉིལ་ཞིང་།

---

101. ཉིལ་ཞིང་།

ཉིལ་ཞིང་བྲག་གི་ཉིན་ལ་སྐྱེ། །ལོ་མ་ཕྲ་ཞིང་གཏོར་བ་འདྲ། །མེ་ཏོག་དཀར་ཞིང་རོ་ནི་མངར། །འབྲས་བུ་ནག་ཞིབ་ནུས་པ་ཡིས། །བད་ཀན་སྙིན་ཐབས་འཇོམས་པར་མཆོག །

【译文】蛇床子

阴石崖生蛇床子，叶片细小碎纷纷，花朵白色其味甘，种子黑色又扁小，

治疗培根胃脘痛。

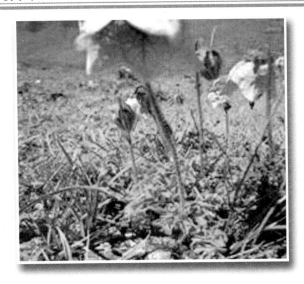

灰毛党参　ཀོ་སྙེ་བ།

102. ཀོ་སྙེ་བ།

ཀོ་སྙེ་བ་ནི་ན་སྦུང་སྐྱེ། །ལོ་མ་ལྗང་ནག་རྩེ་མ་མཁྲ། །མེ་ཏོག་སྔོན་པོ་དྲིལ་བུ་འདྲ། །ངར་པ་ཕྲ་རིང་དྲང་བ་སྟེ། །རིང་ཐུང་མཐོ་རེ་ཁང་རེ་ཚད། །ལྦ་བ་འཇོམས་པར་མཆོག་ཏུ་བཤད། །

【译文】灰毛党参

灰毛党参生草坡，叶片绿黑三叉锄，花朵蓝色状如铃，茎蔓细长又端直，

长短一卡或一足，治疗瘰疬之良药。

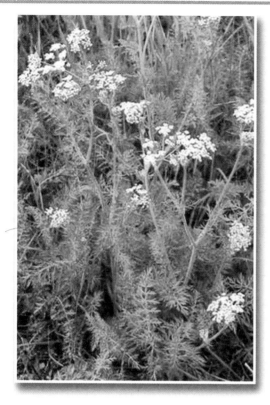

葛缕籽　གའབའར།

---

103. གའབའར།

　　གའབའརའནི་ཞིང་ཚིགས་སྐྱེ། །ལོའམ་འཁོར་ལོ་ཙིབས་རིང་འདྲ། །དངའ་པ་གྲུ་བཞི་དྲི་མ་དྲགས། །རིང་ཐུང་
མཐོའ་ཀང་རེ་ཚམ། །མེ་ཏོག་དཀར་སེར་བྱ་མགོ་འདྲ། །འབྲས་བུ་ནག་པོ་མར་ཁུ་འབྱུང་། །རོ་ནི་མངར་སྣུམ་
གྲང་རྩུང་སེལ། །

【译文】葛缕籽*

生在田埂葛缕籽，叶片状如轮长辐，茎秆四方气味浓，长短一卡或一足，

花朵白黄似鸟头，果实黑色有油脂，其味甘腻治寒隆。

★　葛缕籽即藏茴香，也称蒿蒿。

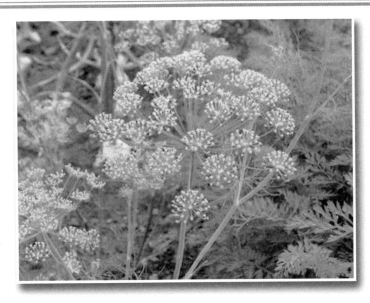
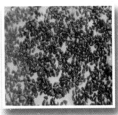

黑种草籽　ཞི་ར་ནག་པོ།

---

104. ཞི་ར་ནག་པོ།

ཞི་ར་ནག་པོ་ཞུ་ལ་སྐྱེ། །ལོ་མ་སྣུམ་ཞིང་དྲི་མ་དུགས། །ཤ་བ་ནག་ཅིང་མེ་ཏོག་སྔོ། །རིང་ཐུང་མཐོ་རེ་ཀང་རེ་ཚད། །འབྲས་བུ་ནག་པོ་ཟུར་གསུམ་པ། །ཕོ་བའི་དྲོད་བསྐྱེད་ཀླད་ནད་འཇོམས།།

【译文】黑种草籽

黑种草生田地埂，叶片油润气味浓，茎秆黑色花青蓝，长短一卡或一足，

种子黑色三角形，功效能提升胃阳，治疗脑心血管病。

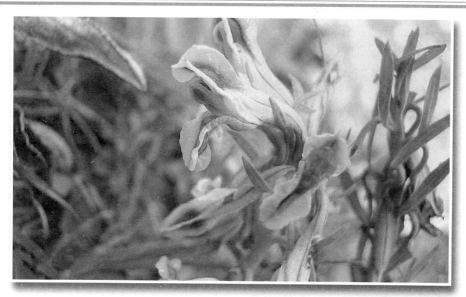

斑花黄堇　སྦོང་རི་ཟིལ་པ།

105. སྦོང་རི་ཟིལ་པ།

སྦོང་རི་ཟིལ་པ་གཡའ་སྐྱང་སྐྱེ། །འདབ་མ་ཚིགས་དམ་ཆུ་ཟིལ་ཆགས། །རྩ་བ་དམར་ཞིང་དྲི་མ་དུགས། །རིང་ཐུང་མཐོ་རེ་མཐུན་རེ་ཚད། །མེ་ཏོག་སེར་པོ་སྲན་མ་འདྲ། །མགོ་ཀྲ་ཁྲག་དང་ཆུ་སེར་དང་། །བད་ཀན་སྨུག་པོ་འཇོམས་པར་མཆོག །

【译文】斑花黄堇

斑花黄堇石山下，叶片枝节有露珠，根子红色气味浓，长短一卡或六指，

花朵黄色似豆花，治疗头疮血分病，并且治疗黄水病，更治培根瘀紫症。

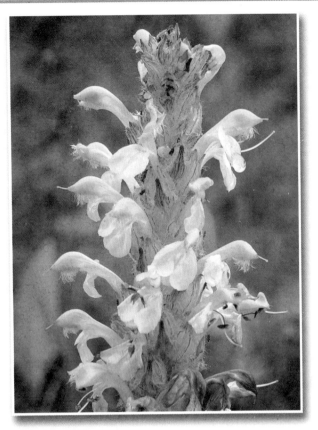

硕大马先蒿　ལྱུག་ངལ་དཀར་པོ།

---

106. ལྱུག་ངལ་དཀར་པོ།

ལྱུག་ངལ་དཀར་པོ་ཆུ་འགྲམ་སྐྱེ། །ལོ་མ་འབོལ་ཞིང་ངར་པ་ཕྲ། །རིང་ཐུང་མཛུབ་རེ་མཛུབ་རེ་ཚམ། །
འབྱར་བག་ཡོང་ཞིང་མེ་ཏོག་དཀར། །འབྲས་བུ་སྐྱོ་ཀང་ར་སྤབས་འདྲ། །རོ་ནི་མངར་ལ་ཟུས་པ་ཡིས། །རྒྱུང་
གཟེར་འཇོམས་པའི་མཆོག་ཏུ་བཤད། །

【译文】硕大马先蒿

水边硕大马先蒿，叶片柔软茎纤细，长短五指或六指，生有黏液花白色，

果具翎管似耳垢，其味甘甜治隆痛。

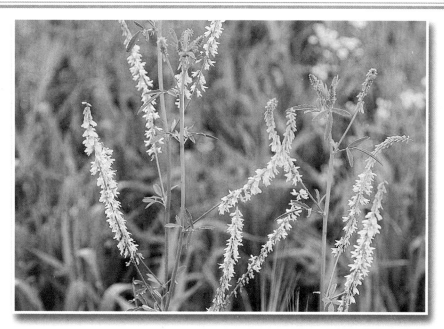

草木樨　ཀྱུ་སྟོས་པ།

107. ཀྱུ་སྟོས་པ།

ཀྱུ་སྟོས་པ་ནི་ཤུ་ལ་སྐྱེ། །འདབ་མ་ལྱག་ཆུང་ལྟ་བུ་ལ། །ཁར་པ་ཕྲ་ཞིང་མེ་ཏོག་སེར། ། དྲི་ཞིམ་དུག་དང་ཚད་ རྙིང་སེལ། །

【译文】草木樨

草木樨生田地边,叶片状如路旁菊,茎秆纤细花黄色,气香解毒清宿热。

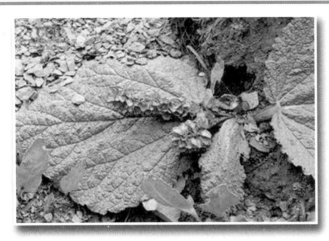

穗序大黄　ཆུང་ཆུང་བ།

---

108. ཆུང་ཆུང་བ།

ཆུང་ཆུང་བ་ནི་གཡའ་ལ་སྐྱེ། ལོ་མ་ཅིག་སྐྱེ་ཕྱམ་བུ་ལ། རིང་ཐུང་སོར་རེ་སོར་དོ་ཙམ། མེ་ཏོག་ཡོག་མགོ་འདྲ་བ་སྟེ། ནུས་པ་མཇུག་ཕྱིན་སེལ་བར་བྱེད། །

【译文】穗序大黄

穗序大黄生岩山，叶片单生似野菜，长短一指或二指，花朵状如沙蒿头，功效治疗尾虫病。

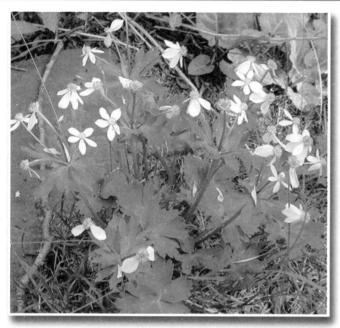

银莲花　སྲུབ་ཀ

109. སྲུབ་ཀ

སྲུབ་ཀ་སྐྱེམ་སའི་སྐྱུ་ལ་སྐྱེ། །ལོ་མ་རྒྱབ་སྐྱ་སྨུག་ཅན་ལ། །མེ་ཏོག་དཀར་ཞིང་རོ་ནི་ཚ། །རིང་ཐུང་ཀང་རེ་ཁྲུ་རེ་ཚམ། །གྲང་སྐྲན་གྲང་བ་གྲང་ཆུ་འཇོམས། །

【译文】银莲花

银莲花生旱地埂，叶背灰色披绒毛，花朵白色味辛辣，长短一足或一肘，
治疗寒瘤寒水病。

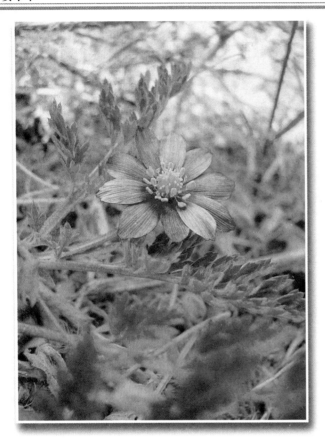

蓝花侧金盏 པི་ལིང་སྨུ་ཁྲ།

110. པི་ལིང་སྨུ་ཁྲ།

པི་ལིང་སྨུ་ཁྲ་སྤང་ལ་སྐྱེ། །ལོ་མ་ལྗང་སེར་སྤུ་ཅན་ཏེ། །ཀར་བ་གྲུ་བཞི་མེ་ཏོག་སྔུག །རིང་ཐུང་མཛུབ་རེ་
མཐོ་རེ་ཚད། །རྩ་བ་རྡོག་འདྲིལ་རོ་ནི་མངར། །འབྲས་རིགས་ཐམས་ཅད་འཇོམས་པར་བྱེད། །

【译文】蓝花侧金盏

侧金盏花生草坡，叶片绿黄披绒毛，茎秆四方花紫色，长短六指或一卡，

根子块状味甘甜，治疗一切肿核疮。

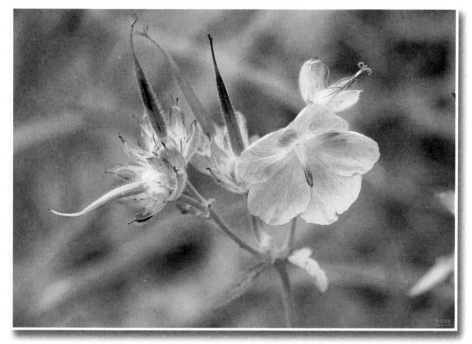

老鹳草　སྦར་ལོ་སློར་ལོ།

111. སྦར་ལོ་སློར་ལོ།

སྦར་ལོ་སློར་ལོ་ཞིང་ཚིགས་སྐྱེ། །ལོ་མ་འབོལ་ཞིང་མེ་ཏོག་སྔོ། །ཁར་པ་གྲུ་བཞི་དྲི་མ་དུགས། །རིང་ཐུང་ཀང་རེ་མཐོ་རེ་ཚད། །རྩ་བ་རྡོག་གྲོང་ནུས་པ་ཡིས། །རྨ་ཁ་དྲུལ་བའི་ཉེས་སྐྱོན་སེལ། །འབྲས་དང་འཕོལ་མིག རབ་ཏུ་འཇོམས། །

【译文】老鹳草

老鹳草生田地埂，叶片柔软花蓝色，茎秆四方气味浓，长短一足或一卡，
根子块状比较硬，治疗疮伤糜烂症，并治毒痈肿核疮。

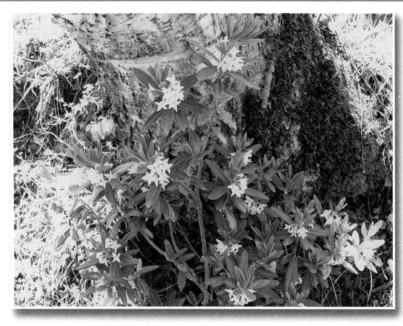

唐古特瑞香　སྤྲག་ཆུང་།

112. སྤྲག་ཆུང་།

སྤྲག་ཆུང་འབག་གི་སྲིབས་ལ་སྐྱེ། །ལོ་མ་ལྗང་འདབ་ལྟ་བུ་ལ། །མེ་ཏོག་སེར་ཞིང་དྲི་མ་དུགས། །རིང་ཐུང་
གང་རེ་ཁྲུ་རེ་ཚད། །འབྲས་བུ་གོ་སྙོད་ལྟ་བུ་ལ། །བད་ཀན་སྨུག་པོ་འཇོམས་པར་བྱེད། །

【译文】唐古特瑞香

所说唐古特瑞香，生在石山之阴坡，叶片绿色似翅状，花朵黄色气味浓，

长短一足或一肘，果实状如藏茴香，治疗培根瘀紫症。

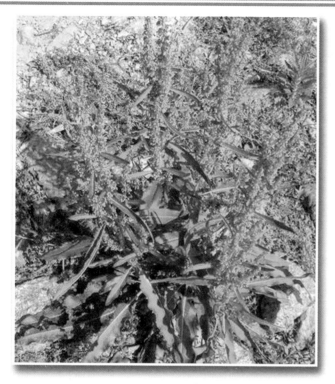

皱叶酸模 ཆུ་རྩི་བ།

113. ཆུ་རྩི་བ།

ཆུ་རྩི་བ་ནི་ཕྱུག་རར་སྐྱེ། །ལོ་མ་སྔང་སེར་ཆེ་བ་ལ། །མེ་ཏོག་ངར་པ་ཕོ་ཆུང་འདྲ། །རིང་ཐུང་ཁྲུ་རེ་མདའ་རེ་ཚམ། །ཚ་བ་སེར་པོ་ཆུ་མ་འདྲ། །ཁྲ་དང་དུག་ནད་ཤུ་ཐོར་འཇོམས། །

【译文】皱叶酸模

皱叶酸模生园中，叶片较大绿黄色，花茎状如土大黄，长短一肘或一箭，

根黄如同亚大黄，治疗疮伤中毒症，并治脓疱黄水疮。

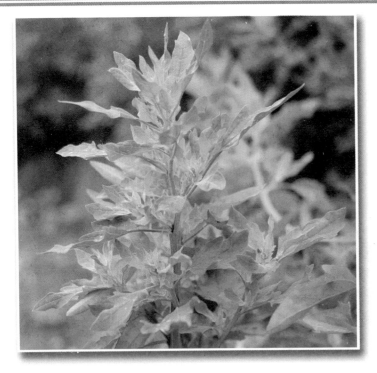

灰灰菜　སྨྱུག་སྐྱོར་པོ།

---

114. སྨྱུག་སྐྱོར་པོ།

སྨྱུག་སྐྱོར་པོ་ཞིང་ནང་སྐྱེ། །འདབ་མ་མཐུག་པོ་སྟོ་ལྟགས་འདྲ། །འབྲས་བུ་རྩ་ཟིལ་གཡང་ཟིལ་ཆགས། །རིང་ཐུང་མཛུབ་རེ་མཐོ་རེ་ཚད། །རྨ་ལ་གནོད་ཅིང་འཇིགས་པར་བྱེད། །རུས་པར་མདའི་ཟུག་པར་འཇོམས། །

【译文】灰灰菜

灰灰菜生田地中，叶片较厚状如铧，果有疮露和锈露，长短六指或一卡，

对伤有害能破疮，排出留骨之镞弹。

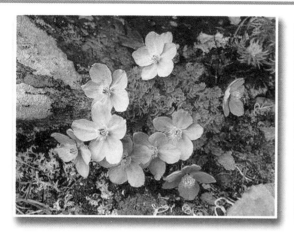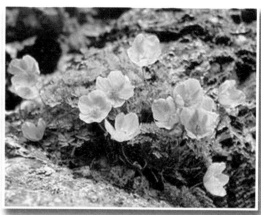

耧斗菜　ཡུ་མོ་མནེ་ཉ་འབྱིན།

115. ཡུ་མོ་མནེ་ཉ་འབྱིན།

ཡུ་མོ་མནེ་ཉ་འབྱིན་གཡང་སྟོང་སྐྱེ། །ལོ་མ་སྟོར་མོ་མཐུག་ལ་འབོལ། །མེ་ཏོག་སྔོ་སྐྱ་ཡུག་མིག་འདྲ། །རིང་
ཐུང་སོར་བཞི་སོར་ལྔ་ཚད། །གང་བུ་ཟུར་མང་རྩ་བ་སེར། །རོ་མངར་ནུས་པས་བུ་ཚ་དང་། །ཕུ་རོགས་འདོན་
ཞིང་མནེ་ཉ་འབྱིན། །

【译文】耧斗菜

耧斗菜生片岩山，叶片圆形厚而软，花色淡青如紫菀，长短四指或五指，

果实多棱根子黄，味甘功效能催生，排出镞弹下胎衣。

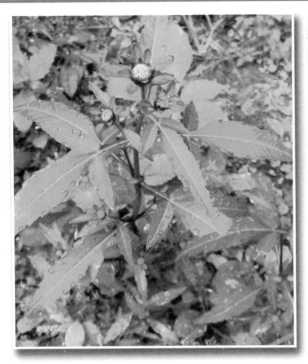
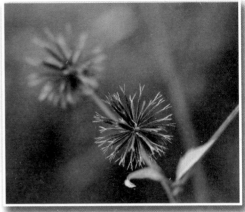

鬼针草　ཕྱི་བཟུང་།

---

116. ཕྱི་བཟུང་།

ཕྱི་བཟུང་སུ་དང་ཞིང་ལ་སྐྱེ། །ཁར་པས་འབྱར་དམར་ལྗང་བ། །རིང་ཐུང་མཐོ་རེ་མཛུབ་རེ་ཚམ། །འདབ་མ་ཕྲ་ཞིང་ཆེར་མ་ཡོད། །འབྲས་བུ་དམར་ཞིང་ནུས་པ་ཡིས། །སྐྲན་བཤིག་ལྟོ་ནད་སེལ་བར་བྱེད། །

【译文】鬼针草

鬼针草生田地边，茎秆铺地红绿色，长短一卡或六指，叶片细而披小刺，

果实红色破痞瘤，并且治疗肚腹胀。

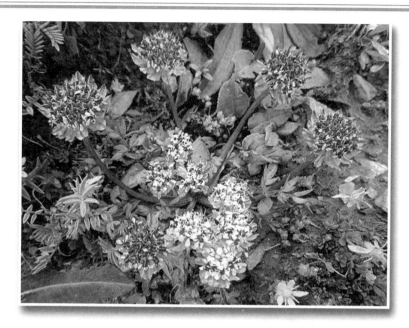

紫果粗子草　　འབལ་མོ།

117. འབལ་མོ།

འབལ་མོ་སྦང་ག་གད་ཕྱིབས་སྐྱེ། །དར་པ་ཆིག་སྐྱེས་དྲང་བ་སྟེ། །རིང་ཐུང་ཀང་རེ་ཁྲུ་རེ་ཚད། །ལོ་མ་ཕྲ་ཞིང་མེ་ཏོག་སེར། །རོ་ཁ་ཞུས་པས་ཤ་དུག་དང་། །ཁྲག་ནད་མ་ལུས་སེལ་བའི་མཆོག །

【译文】紫果粗子草

所说紫果粗子草，生在草坡土坎壁，茎秆单生又端直，长短一足或一肘，
叶片细小花黄色，味苦功效解肉毒，并治一切血分病。

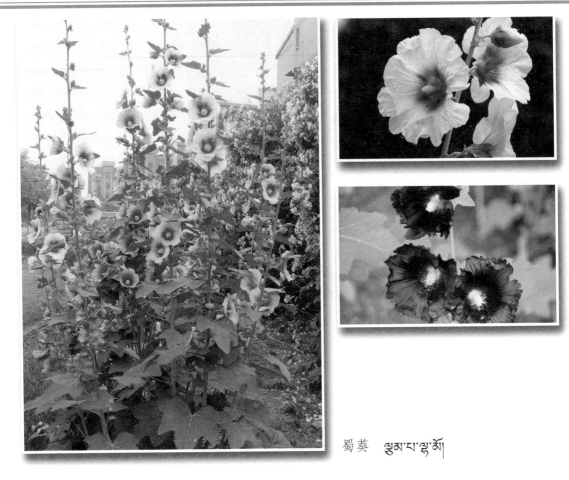

蜀葵　ལྕམ་པ་ལྡུ་མོ།

---

118. ལྕམ་པ་ལྡུ་མོ།

ལྕམ་པ་ལྡུ་མོ་ཞིང་ནང་སྐྱེ། །འདབ་མ་ཟླུམ་ཞིང་དར་པ་ཕྱིས། །རིང་ཐུང་ཁྲུ་རེ་ཁྲུ་རེ་ཚམ། །མེ་ཏོག་
དམར་སྐྱ་འབྲས་བུ་ནི། །ཆིད་ལྕུའི་དཔྱིངས་དང་འདྲ་བ་ལ། །མཁལ་ནད་སྐྲངས་པ་ཆུ་སེར་སྐེམ། །

【译文】蜀葵

蜀葵锦葵生田中，叶片圆形茎柄柔，长短一足或一肘，花朵颜色浅红色，

果似山羊羔胡须，疗肾消肿干黄水。

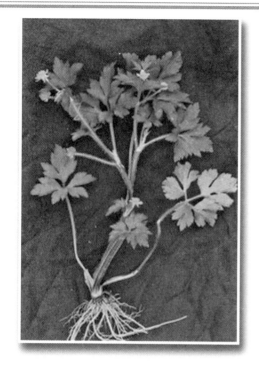

绵毛毛茛花　　མེ་ཏོག་གསུམ་པ།

119. མེ་ཏོག་གསུམ་པ།

མེ་ཏོག་གསུམ་པ་ཡུར་སྟེབས་སྐྱེ། །འདབ་མ་སྟེན་མ་ལྕུ་བུ་ལ། །སྡོང་པོ་ཆུང་ཞིང་མེ་ཏོག་སེར། །རོ་ཚ་གྲང་ནད་སྲིན་ནད་དང་། །ཁྲི་བའི་འབུམ་གཟེར་གག་པ་གཙོད། །

【译文】绵毛毛茛花

毛茛生在水渠边，叶片状似露梅叶，茎秆矮小花黄色，味辛祛寒疗虫病，

并治喉蛾喉头痛。

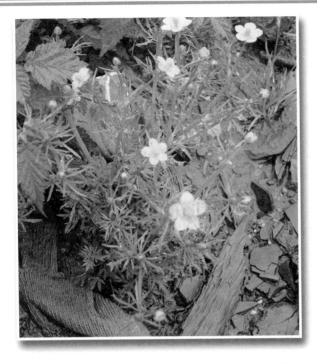

高原毛茛　ཇེ་ཚ་རིགས་གཅིག

---

120. ཇེ་ཚ་རིགས་གཅིག

ཇེ་ཚ་རིགས་གཅིག་འདམ་གསེབ་སྐྱེ། །ལོ་མ་རྩེ་གསུམ་མེ་ཏོག་སེར། །ཆུ་གུ་རྗེ་མའི་རྒྱང་ཐག་འདྲ། །རོ་ཚ་མ་ཞུ་གཅུང་སྐྱེན་སེལ། །

【译文】高原毛茛

毛茛生长沼泽地，叶片三尖花黄色，萌芽如同马蔺绳，味辛治疗未消化，

并治寒症和虫病。

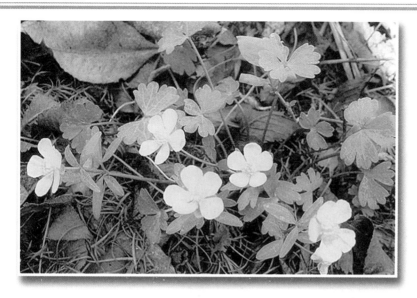

林生毛茛　ལྕེ་ཚ་རི་གས་གཅིག

121. ལྕེ་ཚ་རི་གས་གཅིག

ལྕེ་ཚ་རི་གས་གཅིག་ནགས་ལ་སྐྱེ། ཁློ་མ་རིལ་ཕོ་མེ་ཏོག་སེར། རིང་ཐུང་མཛུབ་རེ་མཐོ་རེ་ཚད། རོ་ཚ་
གྲང་ནད་འོར་ནད་དང་། ཁྲི་བའི་འབྲུམ་མཛེར་གག་པ་གཅོད།

【译文】林生毛茛

林生毛茛生林间，叶片圆形花黄色，长短六指或一卡，味辛祛寒疗水肿，

喉疹喉蛾皆能治。

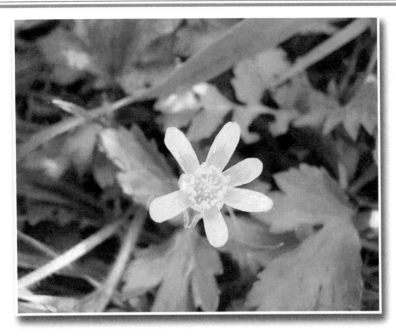

山生毛茛　ཁྱི་ཚེ་རི་གས་གཅིག

122. ཁྱི་ཚེ་རི་གས་གཅིག

ཁྱི་ཚེ་རི་གས་གཅིག་རེ་ཐང་མཚམས། །སྤང་དང་ན་ལ་སྐྱེ་བ་དེ། །ལོ་མ་སྤུ་ཅན་མེ་ཏོག་སེར། །རིང་ཐུང་སོར་བཞི་སོར་ལྔ་ཚད། །རོ་ཚ་ནུས་པ་གོང་ལས་ཆེ། །

【译文】山生毛茛

所说山生毛茛花，生在山川交界地，草坡沼泽亦生长，叶片披毛花朵黄，

长短四指或五指，味辛功效比较大。

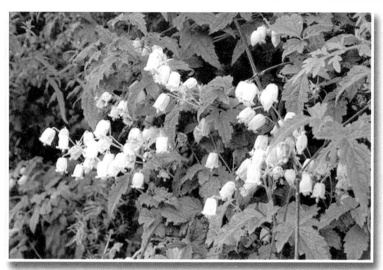

白铁线莲　དབྱི་མོང་དཀར་པོ།

123. དབྱི་མོང་དཀར་པོ།

དབྱི་མོང་དཀར་པོ་སྐམ་སར་སྐྱེ། །ལོ་མ་འཇམ་ཞིང་བར་པ་ཕྲ། །ཁ་དོག་ལྗང་སེར་དྭངས་པ་དེ། །རིང་
ཐུང་ཁྲུ་རེ་མདའ་རེ་ཚད། །མེ་ཏོག་འདབ་བཞི་རོ་ནི་ཚ། །ཁྲང་བ་སྐྲན་དང་ཆུ་སེར་སེལ། །

【译文】白铁线莲

白铁线莲旱地生，叶片光滑茎蔓细，颜色绿黄很清晰，长短一肘或一箭，
花朵四瓣其味辛，治疗寒瘤黄水病。

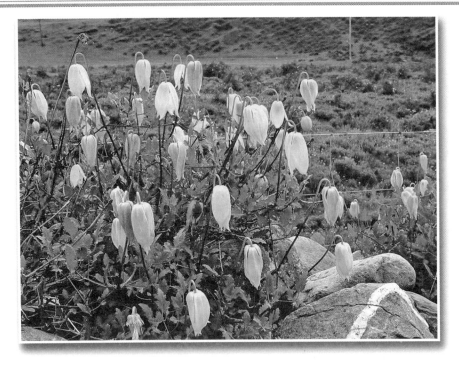

黑铁线莲　　དབྱི་མོང་ནག་པོ།

124. དབྱི་མོང་ནག་པོ།

དབྱི་མོང་ནག་པོ་ཞིང་ཚིགས་སྐྱེ། །སྐྱེ་ཚུལ་དེ་འདྲ་ཁ་མདོག་ནག །སྐྲན་དང་གྲང་བ་ཆུ་སེར་སྐེམ། །

【译文】黑铁线莲

黑铁线莲田埂生，形态同上颜色黑，治瘤祛寒干黄水。

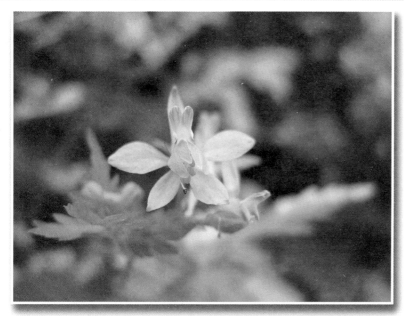

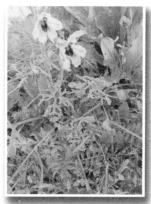

白蓝翠雀 ལོ་བཙན་པ།

125. ལོ་བཙན་པ།

ལོ་བཙན་པ་ནི་ཞིང་ཚིགས་སྐྱེ། ལོ་མ་ཆེ་ཞིང་ཕུད་དེ་དུགས། མེ་ཏོག་སྔོན་པོ་བྱ་མཆུ་བ། རིང་ཐུང་ཁྲུ་མདའི་བར་གྱི་ཚད། མངལ་ཁྲག་འཛག་གཅོད་ཤིག་ནད་སེལ།

【译文】白蓝翠雀

白蓝翠雀生田埂，叶片较大气味浓，花朵蓝色如鸟喙，长短之度肘箭间，

治疗子宫血滴淋，并且治疗虱虮病。

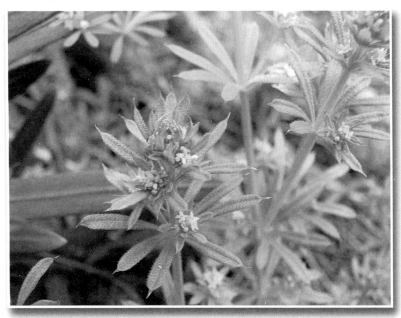
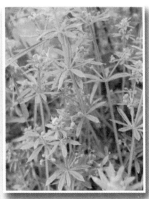

猪殃殃　ཟངས་རྩི་བ།

---

126. ཟངས་རྩི་བ།

ཟངས་རྩི་བ་ནི་ཞིང་ནང་སྐྱེ། །ལོ་མ་ལྗང་ལ་འཁྲུག་འཁྲུག་པོ། །འབྲས་བུ་སྦུངས་ཤིང་རྐང་པ་ཕྱེས། །རིང་ཐུང་ཁྲུ་རེ་མཐོ་རེ་ཚམ། །མེས་ཚིག་རྨ་ལ་མཆོག་ཏུ་བསྔགས། །

【译文】猪殃殃

猪殃殃生田地间，叶片绿色乱纷纷，果实簇生茎柔软，长短一足或一卡，

治疗火伤称良药。

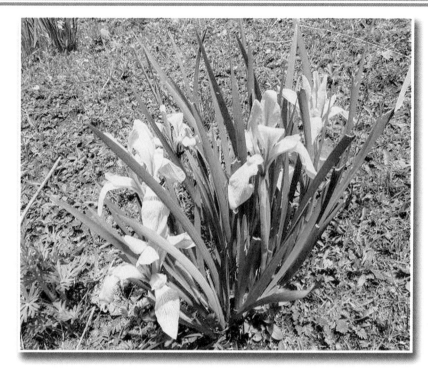

马蔺　ཕོ་གྱེས།

127. ཕོ་གྱེས།

ཕོ་གྱེས་སྤང་དང་རྐམ་སར་སྐྱེ། །འདབ་མ་ལེབ་ཅིང་འབྲས་བུ་སྦུངས། །མེ་ཏོག་སྔོན་པོ་ཤུག་ཆོས་འདྲ། །རིང་ཐུང་མཐོ་རེ་མཛུབ་རེ་ཙམ། །མེས་ཆོག་ཀླུ་དང་སྲིན་ནད་སེལ། །

【译文】马蔺

马蔺草坡旱地生，叶片扁长果簇生，花蓝状似波罗花，长短一卡或六指，
可治烧伤和虫病。

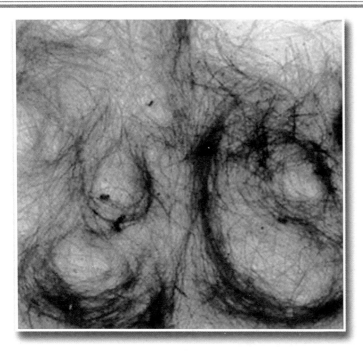

水绵　ན་སྟིབས།

128. ན་སྟིབས།

ཆུ་ནང་སྐྱེ་བའི་ན་སྟིབས་ནི། །མེས་ཚིག་རྨ་ལ་མཆོག་ཏུ་བསྔགས། །

【译文】水绵

水绵生长在水中，治疗火伤特有效。

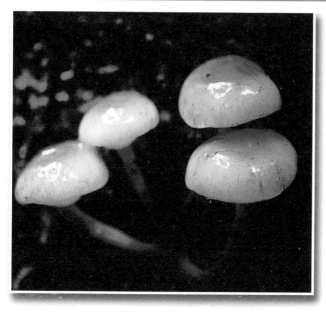

金菇 ཤེར་ཤ

129. ཤེར་ཤ

ཤེར་ཤ་གཤེར་མདོག་སྲུང་ལ་སྐྱེ། །འཁྲུ་གཅོད་ཤ་དུག་རྩ་ཤེར་ཐན། །

【译文】金菇

金色金菇生草坡，功效止泻解肉毒，并且有益黄水病。

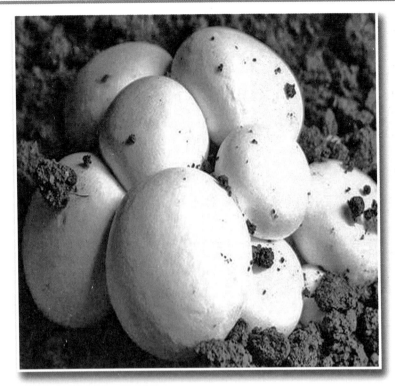

银菇　དཀར་ཤ

---

130. དཀར་ཤ

དཀར་ཤ་དངུལ་མདོག་ཡུད་ལ་སྐྱེ། རིམས་དང་གཉན་ནད་སེལ་བར་བྱེད། །

【译文】银菇

银菇银色生粪堆，治疗疫疬和瘟病。

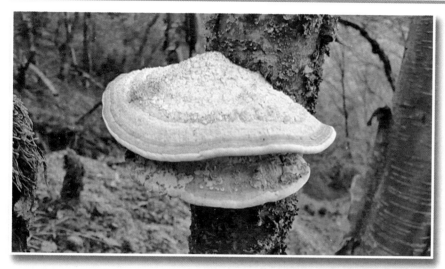

树菇　དམར་ཤ

131. དམར་ཤ

དམར་ཤ་ཤིང་རྫས་མདོག་ཞིང་ལ་སྐྱེ། །བསྲེགས་པའི་ཐལ་བས་གྲེ་གག་སེལ། །

【译文】树菇

树菇铜色腐木生，烧灰可治喉蛾病。

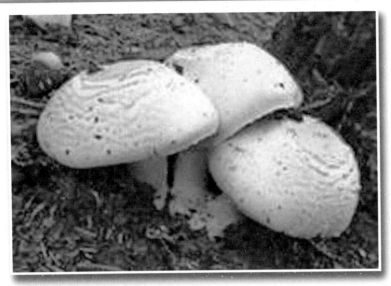

川菇　ནག་ཤ

---

132. ནག་ཤ

ནག་ཤ་ལྕགས་མདོག་ཀླུང་ལ་སྐྱེ། །འཁྲུ་བ་གཅོད་པའི་མཆོག་ཏུ་བཀད། །

【译文】川菇

川菇铁色生河川，治疗腹泻为良药。

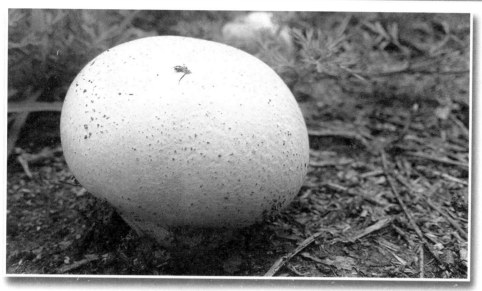

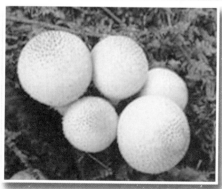

马勃　པ་བོལ་སྨུ་ཏིག་མདོག་ཅན།

133. པ་བོལ་སྨུ་ཏིག་མདོག་ཅན།

པ་བོལ་སྨུ་ཏིག་མདོག་ཅན་ནི། །རྨ་གསོས་ཁྲག་གཅོད་རྩ་ཆད་འཕྲད། །

【译文】马勃

马勃颜色珍珠色，疗伤止血续断脉。

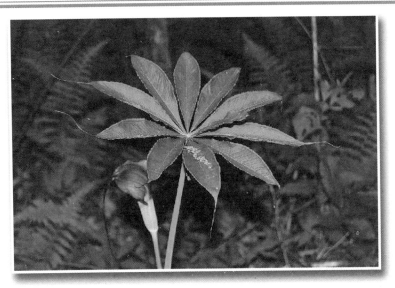
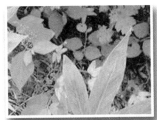
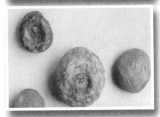

天南星　བྱམ་པ།

134. བྱམ་པ།

བྱམ་པ་གཡའ་དང་ཚ་ལ་སྐྱེ། །སྟོང་པོ་རྒྱན་བརྩེགས་པ་དང་འདྲ། །དྲི་ཆེ་རོ་ཁ་སྲིན་ནད་སེལ། །

【译文】天南星

天南星生石山上，片岩山上亦生长，茎秆如同饰品叠，气浓味苦治虫病。

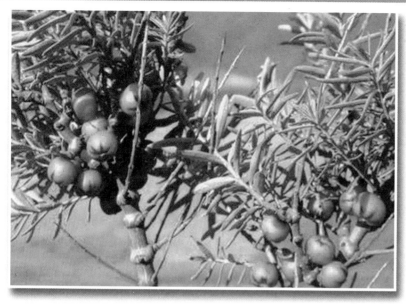

沙棘 སྟར་བུ།

135. སྟར་བུ།

སྟར་བུ་སྐྱམ་ཁྲོད་གྲམ་ལ་སྐྱེ། །ལོ་མ་སྐྱ་ཆུང་ཚེར་མ་ཚན། །རིང་ཐུང་ཀང་རེ་ཁྲུ་རེ་ཚན། །རོ་སྐྱུར་རུག་འཇེན་བད་ཀན་སེལ། །

【译文】沙棘

沙棘生在潮湿滩，叶小灰白披锐刺，长短一足或一肘，味酸引脓治培根。

137

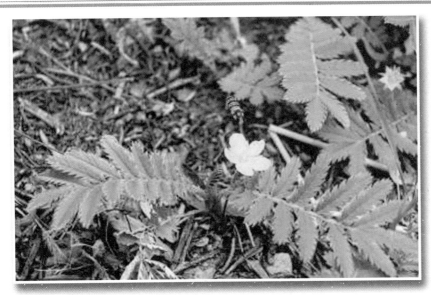
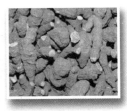

蕨麻　གྲོ་མ།

136. གྲོ་མ།

གྲོ་མ་མྱུ་དང་ན་ལ་སྐྱེ། །ལོ་མ་ས་འབྱར་འབོལ་བ་སྟེ། །རིང་ཐུང་སོར་བཞི་སོར་ལྔ་ཚམ། །རྩ་བ་ཆོག་འདྲིལ་མེ་ཏོག་སེར། །ཁྲུང་མཁྲིས་སེལ་ཞིང་འཁྲུ་བ་གཅོད། །

【译文】蕨麻

地埂草滩生蕨麻，叶片柔软铺地面，长短四指或五指，根茎颗粒花黄色，

止泻又治隆赤病。

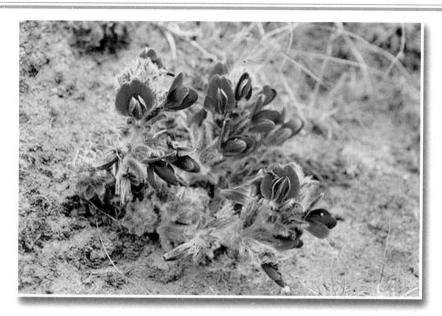

沟生紫花黄华　སྒུན་མ་གཡོ་ལོ།

137. སྒུན་མ་གཡོ་ལོ།

སྒུན་མ་གཡོ་ལོ་ལུང་ལ་སྐྱེ། །མེ་ཏོག་སྲ་ཚན་ཀོ་མ་མཆུ། །ཡལ་ག་འཁྱོག་ཅིང་མེ་ཏོག་སྔོ། །རིང་ཐུང་ཀང་རེ་ཁྲུ་རེ་ཚད། །ཆུས་པས་རྣག་སྐེམ་ཀྲ་གསོ་ཞིང་། །རྩ་བས་སོ་སྲིན་འཇོམས་པར་བྱེད། །

【译文】沟生紫花黄华

紫花黄华山沟生，叶三叉锄花披毛，分枝弯曲花青蓝，长短一足或一肘，
功效干脓治伤疮，根子治疗虫牙病。

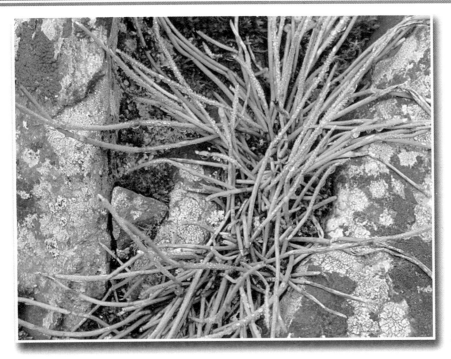

岩生麻黄 མ་ཚེ།

---

138. མ་ཚེ།

　　མ་ཚེ་ནི་བྲག་སྐྱེ་མེ་ཏོག་དམར། །འདབ་མ་རིལ་མོ་རོ་ནི་སྐྱུར། །རིང་ཐུང་མཐོ་རེ་ཁང་རེ་ཚད། །སྐྲོ་དང་སྐྲན་བཤིག་སྐྲངས་པ་འདུལ། །

【译文】岩生麻黄

麻黄生在石崖上，花红叶片细筒状，长短一卡或一足，味酸功效止咳嗽，
破除痞瘤散肿胀。

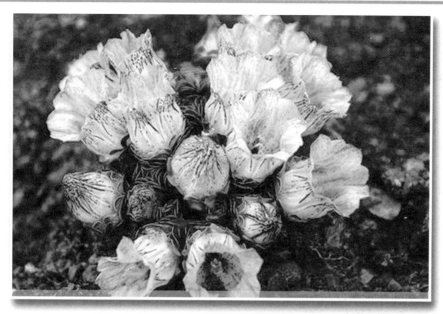

乌奴龙胆　གང་ག་ཆུང་།

139. གང་ག་ཆུང་།

གང་ག་ཆུང་ནི་གཡའ་ལ་སྐྱེ། །འདབ་མ་མཆོད་རྟེན་བང་རིམ་འདྲ། །རིང་ཐུང་སོར་རེ་སོར་ཕྱེད་ཙམ། །མེ་ཏོག་སྔོ་སྐྱ་སྦུག་མོ་སྟེ། །རིམས་དང་མགོ་ཆག་ཤ་དུག་སེལ། །

【译文】乌奴龙胆

乌奴龙胆生石山，叶片层叠似宝塔，长短一指或半指，花朵淡蓝管筒状，

功效治疗疫疠病，并治头破解肉毒。

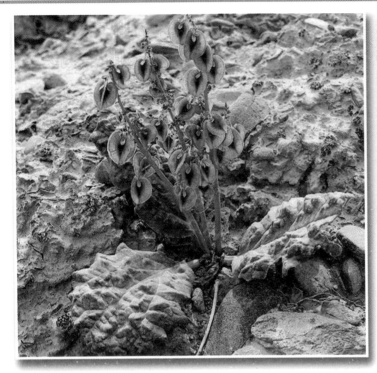
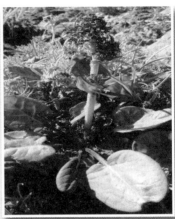

亚大黄　ཆུ་མ་རྩི།

140. ཆུ་མ་རྩི།

ཆུ་མ་རྩི་ནི་འདམ་གཤིན་སྐྱེ། །ལོ་མ་དམར་ལྗང་འཇམ་པ་ལ། །འབྲས་བུ་བར་ཚུབ་ལ་སྦུངས་པ་སྟེ། །རིང་ཐུང་མཛུབ་རེ་མཐོ་རེ་ཚད། །རོ་ནི་མངར་མངལ་ཆུ་སེར་དང་། །སྦྱོང་སྨན་ཕྱེབས་པས་སྐྱུག་མི་སྲིད། །

【译文】亚大黄

亚大黄生泥草滩，叶片红绿光滑软，果实粗糙成簇生，长短六指或一卡，

味甘治疗胎黄水，配制泻药不呕吐。

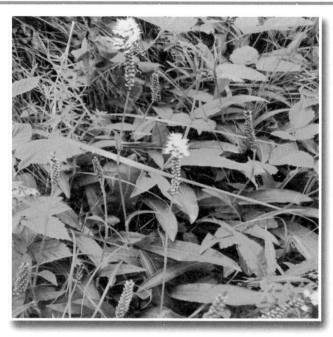

坡生珠芽蓼　ﾗﾏﾑ|

141. ﾗﾏﾑ|

ﾗﾏﾑｧﾝﾌﾝﾧﾝﾧﾀﾐﾐﾝﾚﾝ ｜ﾝﾝﾧﾑﾝﾧﾧﾐﾐﾝ ｜ﾝﾝﾧﾀﾐﾝﾝﾐﾝﾝﾐﾝ ｜ﾝﾝﾧﾀﾐﾝﾝﾐﾝﾝﾐﾝ ｜ﾝﾧﾝﾐﾝﾝﾐﾝﾝﾐﾝﾐﾝ ｜

【译文】坡生珠芽蓼

珠芽蓼生草滩坡，叶片铺地薄而绵，果穗紫色如帽缨，果实红色味甘涩，
治疗一切腹泻病。

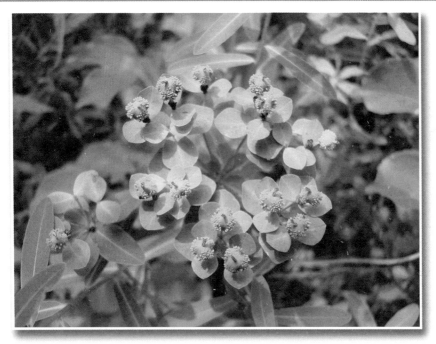

白狼毒　　དར་བྱིད།

142. དར་བྱིད།

དར་བྱིད་ཀླུ་ཡི་སྒྲིབས་ལ་སྐྱེ། །ཐར་ནུ་བ་དང་ཤུང་ཟད་འདྲ། །ཁར་པ་ཆིག་སྐྱེས་འཁྱོག་པ་སྟེ། །རིང་ཐུང་
ཀང་རེ་ཁྲུ་རེ་ཚད། །འདབ་མ་ཞོ་ཅན་ཕྲ་འཇམ་སྟེ། །སྦྱོངས་སྨན་རྣམས་ཀྱི་རྒྱལ་པོར་བཤད། །

【译文】白狼毒

白狼毒生地埂阴，形态略似大狼毒，茎秆单生而弯曲，长短一足或一肘，
叶有白汁细而光，称为各种泻药王。

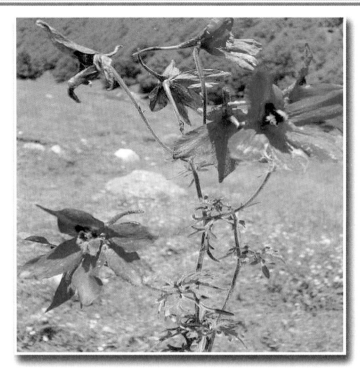

蓝翠雀花　བྱ་ཀེང་བ།

143. བྱ་ཀེང་བ།

བྱ་ཀེང་བ་ནི་སྲིབ་ངོས་ལ་སྐྱེ། །ལོ་མ་ཕྲ་ཞིང་སྡོང་པོ་འཁྱོག །རིང་ཐུང་ཀང་རེ་ཁྲུ་རེ་ཚད། །མེ་ཏོག་སྔོན་པོ་བྱ་མཆུ་འདྲ། །ཚད་གྲང་གཉིས་ཀའི་འཁྲུ་གཅོད་བྱེད། །

【译文】蓝翠雀花

蓝翠雀花生阴坡，叶片细而茎秆弯，长短一足或一肘，花朵蓝色似鸟喙，

功效可治寒热泻。

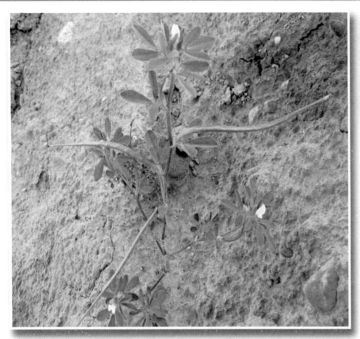
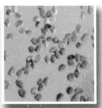

葛芦巴　ཤུ་མོ་ཟ།

144. ཤུ་མོ་ཟ།

ཤུ་མོ་ཟ་ནི་ཞིང་ནང་སྐྱེ། །ལོ་མ་སྲན་མའི་འདྲ་འདྲ་ཆུང་། །རིང་ཐུང་ཁྲུ་རེ་ཀང་རེ་ཚམ། །མེ་ཏོག་སེར་པོ་སྲན་མ་འདྲ། །གང་བུ་སྲབ་མོ་སོ་ཐར་རིས། །འབྲས་བུ་གྲུ་བཞི་ཉུས་པ་ཡིས། །གློ་ནག་འཁྲུ་བ་ཐམས་ཅད་གཅོད། །

【译文】葛芦巴

葛芦巴生田地间，叶片较小似豆叶，长短一肘或一足，花朵黄色如豆花，果荚薄长有齿纹，荚内种子呈方形，治疗肺脓止腹泻。

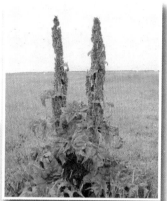

鸡爪大黄 ཆུམ།

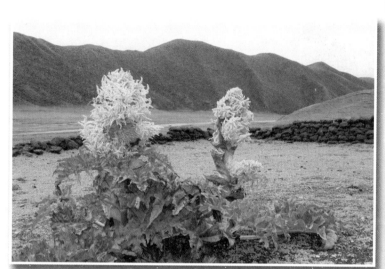

掌叶大黄 ཆུམ།

塔黄 ཆུམ།

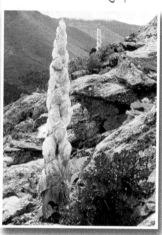

---

145. ཆུམ།

ཆུམ་ནི་རི་དང་ཆུམ་རར་སྐྱེ། །ལོ་མ་ལྗང་ནག་ཤིན་ཏུ་ཆེ། །སྡོང་པོ་སྒྲུབ་སྟོང་མི་ཚད་ཙམ། །འབྲས་བུ་རར་པ་ཕོ་ཕུམ་འདྲ། །རྩ་བ་སེར་ཞིང་རོ་ནི་སྐྱུར། །ནུས་པས་རྨ་དང་བད་ཀན་དང་། །འཁྲུ་སྐྱུགས་གཉིས་ཀ་བྱེད་པ་ཡིན། །

【译文】大黄*

大黄生在山和园，叶片绿黑非常大，茎秆人高管中空，果实梗细似骰碗，

根子黄色其味酸，功效治疮和培根，下泻催吐均可用。

★　大黄包括多种大黄，如掌叶大黄、鸡爪大黄、塔黄。

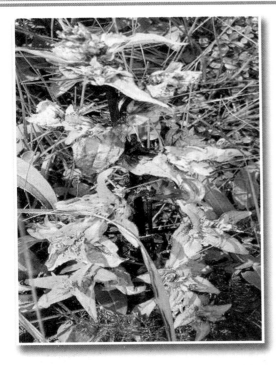

高山大戟　ཁྲོན་བུ།

146. ཁྲོན་བུ།

ཁྲོན་བུ་ན་ཡི་སྤོད་དུ་སྐྱེ། །ཁར་ནུ་བ་དང་ཅུང་ཟད་འདྲ། །འདབ་མ་ས་འཕྱར་ཕྲ་བ་ལ། །རིང་ཐུང་སོར་
བཞི་སོར་ལྔ་ཚུ། །བཅད་ན་ཞོ་འབྱུང་སྦྱོངས་སྨན་ཡིན། །

【译文】高山大戟

所说高山大戟药，生在草地高山上，形态略似大狼毒，叶片较细铺地面，
长短四指或五指，折断流白为泻药。

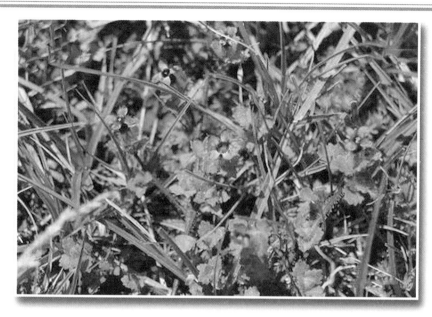

杂毛蓝钟花　ཕོན་བ།

147. ཕོན་བ།

ཕོན་བུ་རི་ཕོད་སྤང་ལ་སྐྱེ། །ལོ་མ་ས་འབྱར་སྤུ་ཅན་ལ། །བཅད་ན་ཞོ་འབྱུང་དྲང་པ་ཕྲ། །རིང་ཐུང་སོར་བཞི་སོར་ལྔ་ཚད། །མེ་ཏོག་ཕོན་པོ་དྲིལ་བུ་ལ། །ཚ་སེར་ཆ་གྲང་གཉིས་ཀ་འཇོམས། །

【译文】杂毛蓝钟花

草药杂毛蓝钟花，生在山上草山坡，叶片披毛铺地面，茎细折断流白液，
长短四指或五指，花朵蓝色像铃子，治疗寒热黄水病。

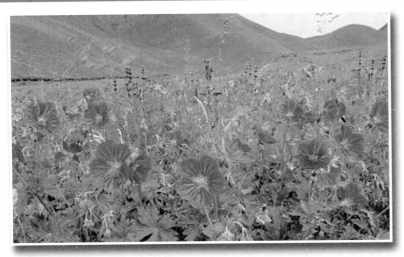

草原老鹳草　 སྤོར་ཆུང་།

148. སྤོར་ཆུང་།

སྤོར་ཆུང་སྤང་གོང་དག་ཏུ་སྐྱེ། །དར་བ་ས་འཕྱར་སྤུ་སྤུངས་པ། །རིང་ཐུང་སོར་བཞི་སོར་ལྔ་ཚམ། །མེ་ཏོག་སྔོ་སྐྱ་ཞོ་ཆན་ཏེ། །ནུས་པ་སྤོར་ཆེན་ཚམ་དུ་མཚུངས།།

【译文】草原老鹳草

所说草原老鹳草，生在草坡之上部，茎秆铺地披细毛，长短四指或五指，花朵淡蓝有白液，功效较似老鹳草。

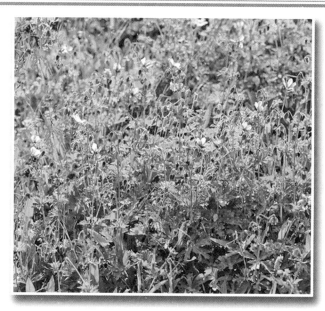

巴塘老鹳草　གློར་ཆེན།

149. གློར་ཆེན།

གློར་ཆེན་ཚོགས་དང་གད་ཁྲེབས་སྐྱེ། །ལོ་མ་ས་འབྱར་ཀོ་མ་མཁ། །བཅད་ན་ཞོ་འབྱུང་དར་པ་ཁ། །རིང་ཐུང་མཐེབ་རེ་མཛུབ་རེ་ཚ། །མེ་ཏོག་དམར་སྨུག་ར་ཕོར་འདྲ། །མོ་ནད་སོགས་ཀྱི་གློང་སྨན་ཡིན། །

【译文】巴塘老鹳草

所说巴塘老鹳草，生在地埂土崖壁，叶片铺地三叉锄，茎细折断流白液，

长短五指或六指，花朵红紫似角杯，妇女等病之泻药。

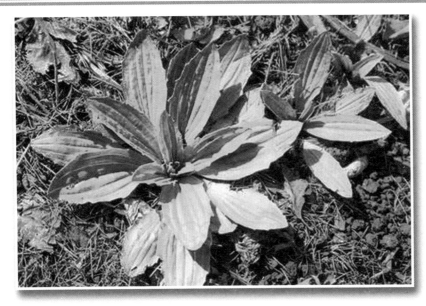

平车前　ཐ་རམ་པ།

150. ཐ་རམ་པ།

ཐ་རམ་པ་ནི་སྐམ་སར་སྐྱེ། །ལོ་མ་སར་འབྱུར་ལྷར་མཐིལ་འདྲ། །འབྲས་བུ་ལྕགས་འབྲས་འགྲིལ་བ་འདྲ། །འཁྲུ་བ་གཅོད་པའི་སྨན་གཅིག་ཡིན། །

【译文】平车前

生在旱地平车前，叶片铺地似鞋掌，种子如同小铁果，专治腹泻一味药。

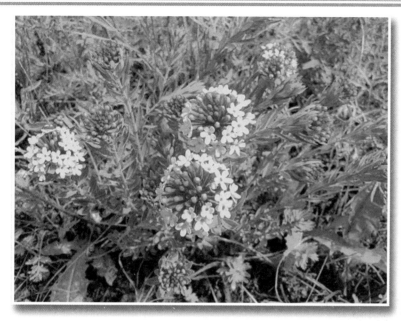

瑞香狼毒　རེ་ལྕག་པ།

151. རེ་ལྕག་པ།

རེ་ལྕག་པ་ནི་གྲམ་ལ་སྐྱེ། །ལོ་མ་སྒྲོམ་ཞིང་རར་པ་ཕྲ། །རིང་ཐུང་ཁྲུ་རེ་ཁྲུ་རེ་ཚམ། །མེ་ཏོག་དཀར་ཆུང་མང་པ་སྟེ། །རོ་ནི་ཚ་ཞུབ་འཇམ་ཚིའི་སྨན། །སྨྱུགས་འཁྲིག་ཤུ་ཐོར་གཉན་ནད་སེལ། །

【译文】瑞香狼毒

瑞香狼毒草滩生，叶片圆形茎秆细，长短一足或一肘，花朵白小数很多，

味辛性糙缓导药，泻除瘟疫治肤病，并治脓疖黄水疮。

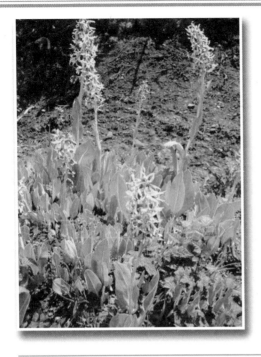

山生黄帚橐吾　རི་ཤོ།

152. རི་ཤོ།

རི་ཤོ་གཡང་ཡི་འདབས་ལ་སྐྱེ། །ལོ་མ་མཐུག་ཅིང་སྒྱིང་བ་ལ། །མེ་ཏོག་སེར་པོ་གཉའ་གུག་པ། །རིང་ཐུང་མཐོ་རེ་མཛུབ་རེ་ཚད། །དྲི་མ་དུགས་ཆེ་སྐྱུག་སྨན་མཆོག །

【译文】山生黄帚橐吾

橐吾生在石山麓，叶片厚实比较硬，花朵黄色颈下弯，长短一卡或六指，

气味浓烈催吐药。

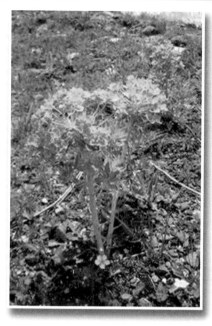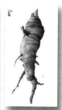

大狼毒　ཐར་ནུ་བ།

153. ཐར་ནུ་བ།

ཐར་ནུ་བ་ནི་སྲིབ་ལ་སྐྱེ། །ལོ་མ་སྣུམ་ཞིང་དར་པ་ཡུ། །སྐྱེ་ཕོན་སྲན་མ་རེ་ལྕུག་འདུ། །རིང་ཐུང་མཐོ་རེ་ཀང་
རེ་ཚམ། །བཅད་ན་འབྱུང་ཞིང་གཉན་སྲིན་འཇོམས། །སྦྱོངས་སྨན་ཡིན་མོད་བཟྟ་མཆོག ། །

【译文】大狼毒

生在阴坡大狼毒，叶片油润茎秆细，植丛如瑞香狼毒，长短一卡或一足，

折断流乳治瘟虫，清泻药膏最为妙。

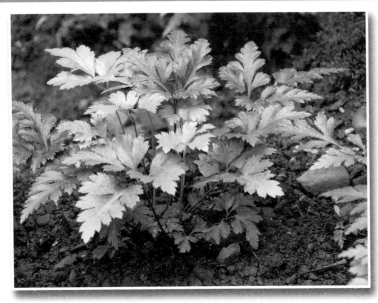
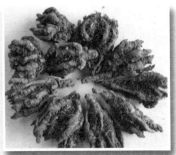

黄连　ཀྱུང་ཚི་སྨུག །

154. ཀྱུང་ཚི་སྨུག །

ཀྱུང་ཚི་སྨུག་ནི་ཁྱེར་ཆུང་ཡིན། །ཞིང་གི་ཚིགས་དང་གད་ཕྱིབས་སྐྱེ། །ལོ་མ་ས་འབྱར་ཏུ་ག་ཅན། །རིང་
ཐུང་སོར་བཞི་སོར་ལྔ་ཙམ། །མེ་ཏོག་སེར་པོ་ཁྱེར་མང་འདྲ། །བཅད་ན་ཞོ་འབྱུང་རོ་ནི་ཁ། །ཞུས་པས་མཁྲིས་
པ་སེལ་བ་དང་། །སྦྱོངས་སྨན་ཕྱིབས་ན་འཁྲུམས་མི་སྲིད། །

【译文】黄连

黄连如同小蒲公，生在田埂土崖畔，叶片铺地叶缘裂，长短四指或五指，
花黄如同蒲公英，折断流乳味甚苦，功效治疗赤巴症，配入泻药治痢疾。

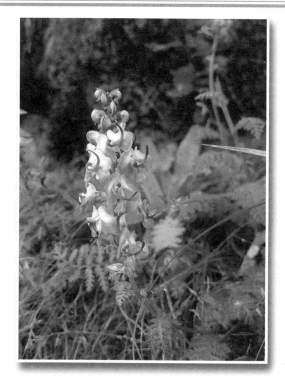

裹盔马先蒿　རྒྱང་གཙོག་པ།

155. རྒྱང་གཙོག་པ།

རྒྱང་གཙོག་པ་ནི་ནའ་ལ་སྐྱེ། །ལོ་མ་ས་འབྱར་མཐུག་ལ་སྣུམ། །མེ་ཏོག་དམར་སེར་སྡོང་པོ་ཕྲ། །རིང་ཐུང་
སོར་བཞི་སོར་ལྔ་ཚད། །གང་བུ་ཟུར་མང་བསྲུངས་མ་འདྲ། །རོ་མངར་སྐྱུག་སྨན་མཆོག་ཏུ་བཤད། །

【译文】裹盔马先蒿

所说裹盔马先蒿，生在草甸水草地，叶片铺地厚而润，花朵红黄茎秆细，
长短四指或五指，果多棱似搅茶棍，味甘催吐为良药。

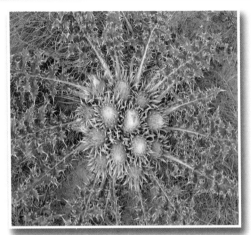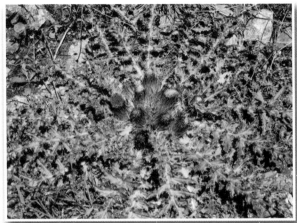

葵花大蓟　སྤྱང་ཚེར་བ།

156. སྤྱང་ཚེར་བ།

སྤྱང་ཚེར་བ་ནི་སྐམ་ལ་སྐྱེ། །ལོ་མ་གྱོང་ཆུབ་ཉ་ག་ཅན། །དང་པ་སྦུབས་ཆེ་འབྲས་བུ་འཁྲུངས། །རིང་ཐུང་ཚོན་རེ་ཚོན་དོ་ཙམ། །ཐམས་ཅད་ཚེར་མའི་རང་བཞིན་ཅན། །སྐྱུག་སྨན་མཆོག་ཏུ་བཤད་པ་ཡིན། །

【译文】葵花大蓟

葵花大蓟生旱地，叶片硬糙缘深裂，茎秆管状果顶生，长短一寸或两寸，

茎叶全披细小刺，催吐药物之上品。

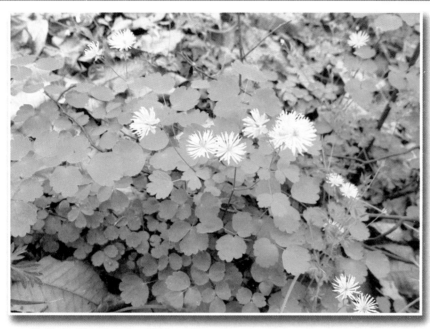

唐松草 ལྷ་གས་ཀྱུ་བ།

157. ལྷ་གས་ཀྱུ་བ།

ལྷ་གས་ཀྱུ་བ་ནི་གད་ཚིགས་སྐྱེ། །རིང་ཐུང་ཁྲུ་རེ་ཁྲུ་རེ་ཙམ། །འདབ་མ་ལྗང་ནག་ཕྲ་ལ་ཟིབ། །རྩ་བ་སེར་ ཞིང་རོ་ནི་ཁ། །མེ་ཏོག་མདངས་མེད་ཚེའི་འབྲུ་ཅན། །གདང་བ་སྐྱེགས་མོ་ལྷ་གས་ཀྱུ་ཅན། །ཞུས་པས་རིམས་ དང་ཚབ་དང་། །བད་ཀན་སྨུག་པོ་འཇོམས་པར་བྱེད། །

【译文】唐松草

唐松草生土崖坎，长短一足或一肘，叶片绿黑细而碎，根子黄色其味苦，
花无光泽顶结籽，果实如杓有倒钩，功效治疗疫热症，并治培根瘀紫症。

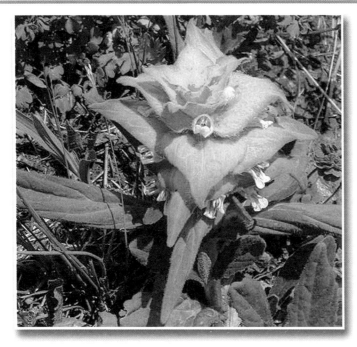

白苞筋骨草　ཟིན་ཏིག

---

158. ཟིན་ཏིག

ཟིན་ཏིག་རྫ་ཡི་སྟོང་དུ་སྐྱེ། །འདབ་མ་ལུག་ཆུང་ལྟ་བུ་ལ། །མེ་ཏོག་སེར་པོ་ལེགས་ནག་པོ། །རིང་ཐུང་མཐེབ་རེ་མཛུབ་རེ་ཚད། །སྐྱུག་སྨན་རྣམས་ཀྱི་གཙོ་པོ་ཡིན། །

【译文】白苞筋骨草

筋骨草生石山上，叶片状如路旁菊，花朵黄色茎青色，茎长五指或六指，

催吐药中之主药。

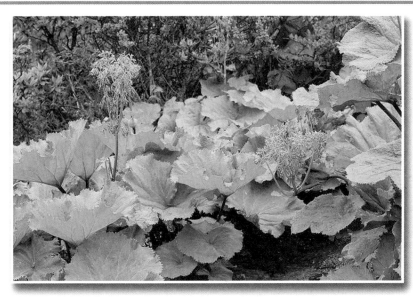

掌叶橐吾　ཏོག་བྲེ་ར།

159. ཏོག་བྲེ་ར།

ཏོག་བྲེ་ར་ནི་གཙང་འགྲེས་སྐྱེ། །ཡུར་བ་ཆེན་པོའི་ནང་དུ་སྐྱེ། །ངར་པ་ཅིག་སྐྱེས་དྲང་བ་སྟེ། །རིང་ཐུང་མཐོ་རེ་ཁྲུ་རེ་ཚ། །མེ་ཏོག་དམར་སྨུག་མང་བ་ལ། །ཚེར་མ་རྩེ་ཞིང་མེ་ཏོག་སེར། །རོ་ནི་མངར་ཞིང་ནུས་པ་ཡིས། །རིམས་ནད་ཕྱི་འཁྲུགས་ཐམས་ཅད་སེལ། །

【译文】掌叶橐吾

掌叶橐吾生河边，大水渠中亦生长，茎秆单生并端直，长短一卡或一足，
花朵多为红紫色，披刺尖锐花黄色，味甘治疗疫疬症，并治神志昏沉症。

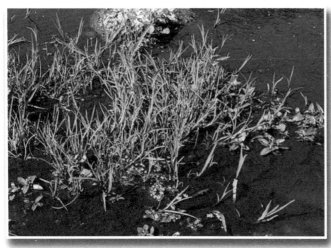

沿沟草　འདམ་བུ་ཀ་ར།

160.　འདམ་བུ་ཀ་ར།

འདམ་བུ་ཀ་ར་རྒྱུ་ནད་སྐྱེ། །རོ་མངར་ངར་པ་བོར་པ་འདྲ། །རིང་ཐུང་མཛུབ་ལྔ་རེ་མཛུབ་དྲུག་རེ་ཚམ། །མཆིན་ཚད་རུས་ཚད་སྨུག་པོ་དང་། །མཚོན་གྱིས་ཕོག་པའི་གློ་ནད་སེལ། །

【译文】沿沟草

沿沟草在水中生，茎秆如同盐味草，长短五指或六指，味甘治疗肝热症，

并治骨热和杂症，器械致伤之肺病。

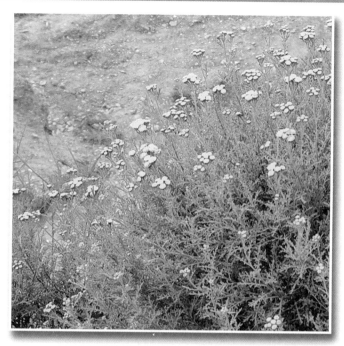

铺散亚菊　ཨ་ཀྲོང་།

161. ཨ་ཀྲོང་།

ཨ་ཀྲོང་ནི་ཡི་སྒྲིབས་ལ་སྐྱེ། །དར་པ་ནག་ཆིང་ཟིལ་པ་ཆགས། །མེ་ཏོག་སེར་ཞིང་ཏེ་མ་ཆེ། །རིང་ཐུང་ཀང་རེ་ཁྲུ་རེ་ཚམ། །ཤུས་པས་གློ་ནད་སེལ་བར་བྱེད། །

【译文】铺散亚菊

铺散亚菊生阴坡，茎秆黑色带露珠，花朵黄色气味大，长短一足或一卡，
自身功效治肺病。

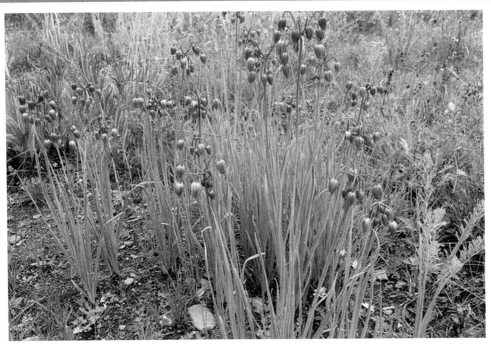

高山韭　ཕྱི་སློག་པ།

162. ཕྱི་སློག་པ།

ཕྱི་སློག་པ་ནི་ཞིང་ནང་སྐྱེ། །དར་བ་ཕྲ་ཞིང་འཁྱིལ་བ་སྟེ། །རིང་ཐུང་མཐོ་རེ་ཁྲུང་རེ་ཚམ། །འབྲས་བུ་
ནག་རྩུབ་འདབ་མ་ཆུང་། །རྩ་བ་སེར་ཞིང་རོ་ནི་མངར། །རྨ་རྣམས་ཐམས་ཅད་འཚོ་བར་བྱེད། །

【译文】高山韭

生在田间高山韭，茎柄纤细并弯曲，长短一卡或一足，果实黑糙叶片小，
根子黄色味甘甜，治疗一切疮和伤。

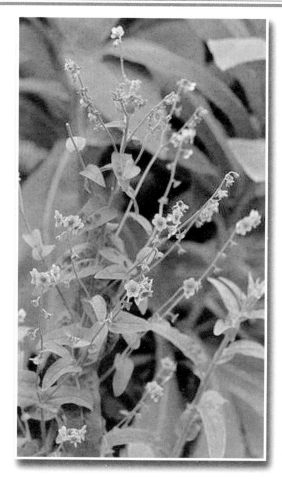

甘青琉璃草　　ཀྲུན་བ།

163. ཀྲུན་བ།

ཀྲུན་བུ་ཉིནས་ཀྱི་སྲབ་དུ་སྐྱེ། །དང་པ་ས་འཕྱར་ལོ་མ་རྩུབ། །རིང་ཐུང་སོར་བཞི་སོར་ལྔ་ཙམ། །ཡལ་ག་མང་ཞིང་མེ་ཏོག་སྔོ། །ཀྲུ་ནད་གསོ་བའི་མཆོག་ཏུ་བསྔགས། །

【译文】甘青琉璃草

琉璃草生阴坡下，茎秆贴地叶粗糙，长短四指或五指，分枝多而花青蓝，
治疗疮病之良药。

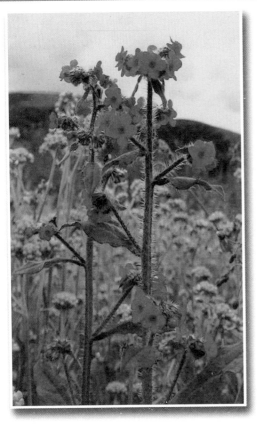

微孔草　ནད་མ་གཡུ་ལོ།

164. ནད་མ་གཡུ་ལོ།

ནད་མ་གཡུ་ལོ་སྤང་ས་སུ་སྐྱེ། །ལོ་མ་ས་འབྱར་རྩུབ་པ་སྟེ། །རིང་ཐུང་མཛུབ་རེ་མཐུབ་རེ་ཙམ། །མེ་ཏོག་ སྔོན་པོ་སྤུངས་པ་སྟེ། །རྩ་བའི་མཚམས་ན་བ་ཚོག་ཡོད། །རྨ་ནད་གསོ་བར་བྱེད་པ་ཡིན།།

【译文】微孔草

生在草甸微孔草，叶片粗糙铺地面，长短五指或六指，花朵蓝色成密集，
根际生有细绒毛，治疗疮伤之良药。

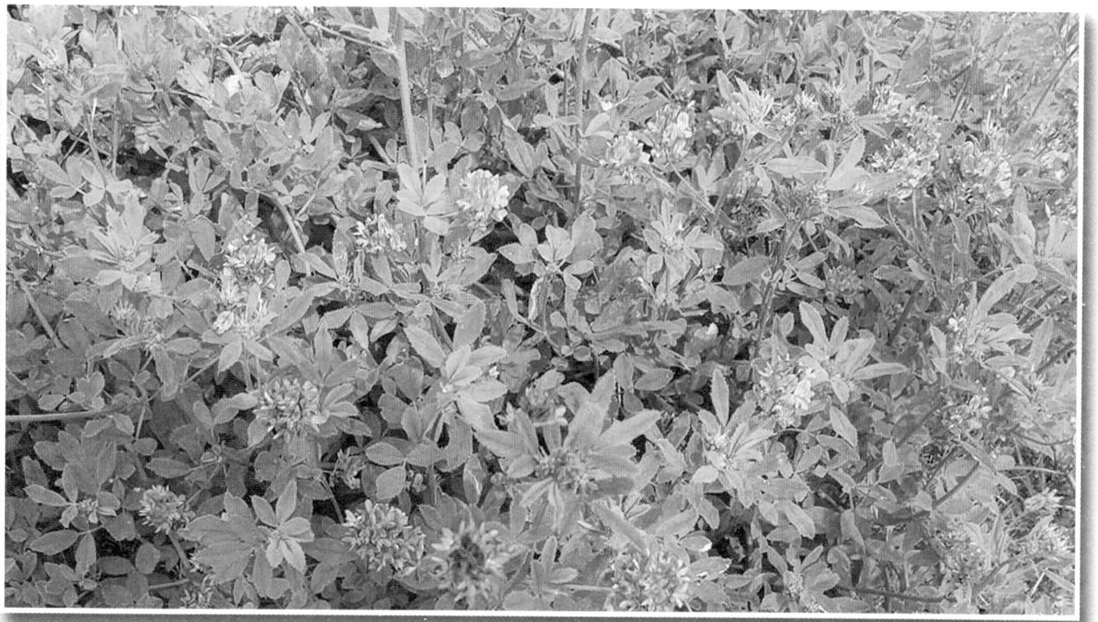

苜蓿 བྱིའུ་སྤད་འཚོ།

165. བྱིའུ་སྤད་འཚོ།

བྱིའུ་སྤད་འཚོ་ནི་ཞིང་ནང་སྐྱེ། །ངར་པ་གྲུ་བཞི་ལོ་མ་ཟླུམ། །རིང་ཐུང་མཐིད་རེ་མཛུབ་རེ་ཙམ། །མེ་ཏོག་དམར་ཞིང་ཆུང་བ་སྟེ། །རྨ་ནད་གསོ་བར་མཆོག་ཡིན་ནོ། །

【译文】苜蓿

苜蓿生在田地间，茎秆四方叶片圆，长短五指或六指，花朵较小颜色红，治疗伤疮之良药。

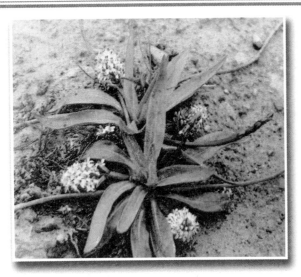

短穗兔耳草　ཉ་ཏིག་པ།

166. ཉ་ཏིག་པ།

ཉ་ཏིག་པ་ནི་འདམ་ལ་སྐྱེ། །ཁར་པ་ས་འབྱར་ལོ་མ་ཆུང་། །རིང་ཐུང་མཁྱིད་རེ་མཛུབ་རེ་ཚམ། །མེ་ཏོག་དཀར་ཆུང་མང་བ་སྟེ། །ཁྲག་གཅོད་ཀུན་གྱི་རྒྱལ་པོ་ཡིན། །

【译文】短穗兔耳草

所说短穗兔耳草，生在沼泽河滩地，茎秆铺地叶片小，长短五指或六指，
花朵白色小而多，止血诸药之药王。

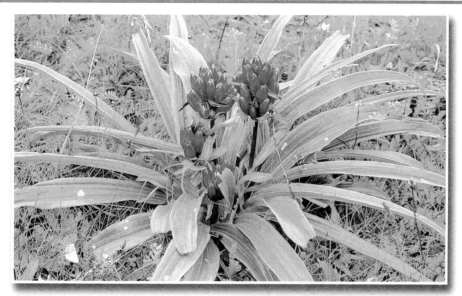

大叶秦艽　བོང་ནུ་བ།

167. བོང་ནུ་བ།

བོང་ནུ་བ་ནི་བྲག་ལ་སྐྱེ། །འདབ་མ་གཅིག་སྐྱེས་བོང་ནུ་འདྲ། །འབྲས་བུ་གཅིག་སྐྱེས་ཆུང་བ་སྟེ། །རྨ་ཡི་རུག་གཟེར་ཐམས་ཅད་གཅོག །

【译文】大叶秦艽

大叶秦艽生石崖，叶片单生似驴耳，果实单生比较小，治疗一切疮伤痛。

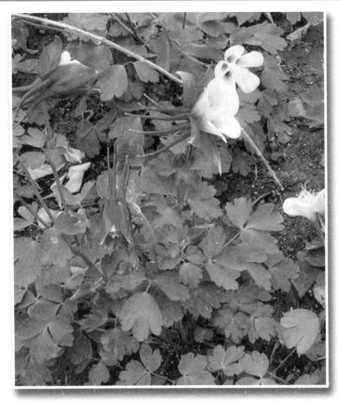

拟耧斗菜　མ་ངེའུ་འབྱེན་གཅིག

---

168. མ་ངེའུ་འབྱེན་གཅིག

མ་ངེའུ་འབྱེན་གཅིག་ནི་བྲག་ལ་སྐྱེ། །ལོ་མ་ལུག་རྒྱུང་ལྭ་བ་སྟེ། །དར་པ་ཕྲ་ཞིང་འཁྱོག་པ་ཡིན། །རིང་ཐུང་མཛུབ་རེ་མཐོ་རེ་ཚད། །མེ་ཏོག་དམར་པོ་པུ་ཤུང་མགོ །རྨ་ཡི་འཁྲུད་བྱེད་རུས་སྐྱོན་སེལ། །

【译文】拟耧斗菜

拟耧斗菜生石崖，叶片如同路旁菊，茎秆纤细并弯曲，长短六指或一卡，

花红形似戴胜头，清洗疮伤治骨病。

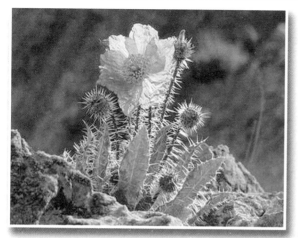
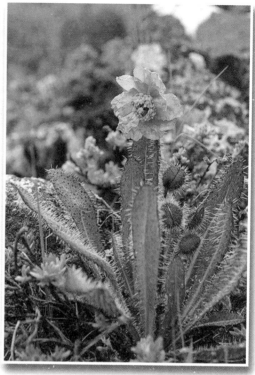

多刺绿绒蒿　ཨ་བྱག་ཚེར་སྔོན།

169. ཨ་བྱག་ཚེར་སྔོན།

ཨ་བྱག་ཚེར་སྔོན་སྐྱང་སྟྲིབས་སྐྱེ། །སྐྱེ་དཔོན་སྟན་ལ་རེ་ལྷག་འདྲ། །རིང་ཐུང་མཐྲིད་རེ་མཐྲབ་རེ་ཚམ། །འབྲས་བུ་ལུག་ཕྲུག་རྟིག་པ་འདྲ། །ཚེར་མ་མང་ཞིང་མེ་ཏོག་སྔོ། །མགོ་རྨ་གཟེར་ཐུང་སེལ་བའི་མཆོག །

【译文】多刺绿绒蒿

绿绒蒿生阴草坡，恰似瑞香狼毒丛，长短五指或六指，全株多刺花蓝色，
果实形似羊睾丸，治疗头伤止刺痛。

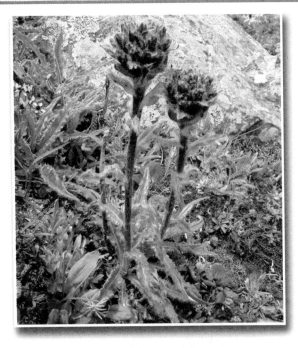

羽裂风毛菊　ཁྲོག་ཆེན་པ།

170. ཁྲོག་ཆེན་པ།

ཁྲོག་ཆེན་པ་ནི་ཤག་གསེབ་སྐྱེ། །ལོ་མ་ས་འབྱར་ད་ག་ཚན། །འབྲས་བུ་སྤུངས་ཤིང་སྤུ་བ་ཚན། །ཁྲད་མེད་མངལ་ཁྲག་སྐེམས་པར་བྱེད། །

【译文】羽裂风毛菊

风毛菊生碎石地，叶片铺地叶缘裂，果实簇生披绒毛，干涸子宫之瘀血。

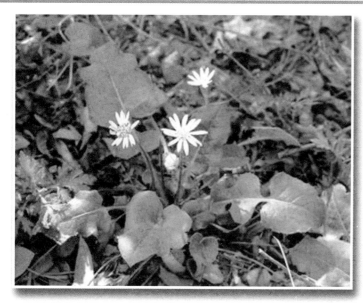

大丁草 ཁྲོག་ཆུང་པ།

171. ཁྲོག་ཆུང་པ།

ཁྲོག་ཆུང་པ་ནི་སྐམ་སར་སྐྱེ། །འདབ་མ་ས་འབྱར་སྤུ་བ་ཡོད། །མེ་ཏོག་རས་མདོ་བསྒྲིལ་བ་འདྲ། །དར་པ་མཛུབ་རེ་མཐིད་རེ་ཙམ། །ཁྲག་གཅོད་མཆོག་ཏུ་བཤད་པ་ཡིན། །

【译文】大丁草

大丁草生在旱地，叶片贴地披绒毛，花朵形状似布结，茎长六指或五指，功效止血之良药。

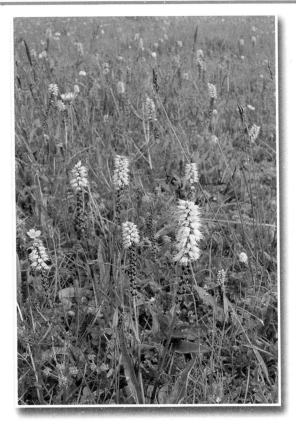

川生珠芽蓼　རམ་བུ།

172. རམ་བུ།

རམ་བུ་ཀླུ་དང་སྒྱུང་དུ་སྐྱེས། །འདབ་མ་ལྗང་འདབ་བར་པ་དྲང་། །སྙེ་མ་ཕོན་ཆེ་འདྲ། །རིང་ཐུང་ཁྲུ་རེ་ཁ་རུ་ཚམ། །རྩ་བ་ཚིགས་མང་འབྲེལ་བ་སྟེ། །ཁྲག་གཅོད་ཀུན་གྱི་གཙོ་བོ་ཡིན། །

【译文】川生珠芽蓼

连片而生珠芽蓼，河川滩地均生长，叶片绿色茎柄直，果穗如同帽缨子，

长短一足或一肘，根子多节连一起，止血诸药之主药。

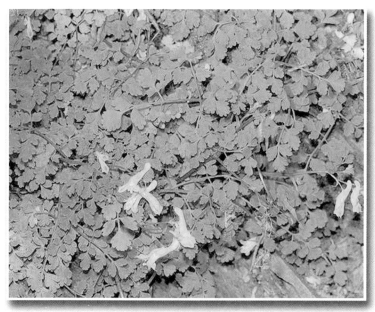

矮紫堇　ཙི་དམར་ཀུང་གཅིག

173. ཙི་དམར་ཀུང་གཅིག

ཙི་དམར་ཀུང་གཅིག་སྤང་གསེབ་སྐྱེ། །གཞི་མ་ཐང་ཕྲོམ་ལྟ་བུ་ལ། །དང་པ་ཆིག་སྐྱེས་མང་དུ་ཡོད། །རིང་ཐུང་སོར་དོ་སོར་གསུམ་ཚད། །ལོ་མ་ཆུང་ཞིང་དྲི་ཞིམ་པ། །མེ་ཏོག་སེར་པོ་ཟིལ་པ་ཆགས། །རྨ་འབུས་འཛོམས་པར་བྱེད་པ་ཡིན། །

【译文】矮紫堇

矮紫堇生草山坡，基部形状似茛菪，茎秆单生有多根，长短两指或三指，
叶片小而气味香，花朵黄色带露珠，治疗伤疮肿核疮。

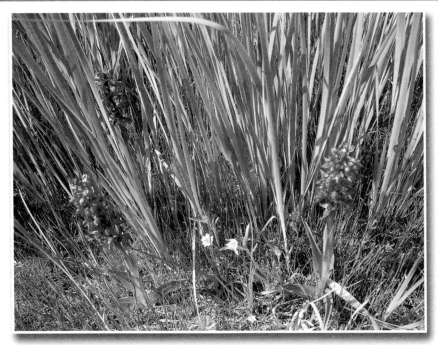

滩生佛手参　དབང་པོ་ལག་པ།

174. དབང་པོ་ལག་པ།

དབང་པོ་ལག་པ་ན་ལ་སྐྱེ། །འདབ་མ་ས་འབྱར་རླུམ་ཞིང་འཇམ། །མེ་ཏོག་དམར་པོ་ལུག་རུ་འཁྱིལ། །དང་པ་རིལ་མོ་འབྲས་བུ་སྤུངས། །རིང་ཐུང་སོར་བཞི་སོར་ལྔ་ཚམ། །རྩ་བ་བུ་ཆུང་ལག་པ་འདྲ། །ཞུས་པས་གྲང་བ་རྒུ་མེར་ཕན། །རྣས་ས་ལུས་སྟོབས་ཁྱུ་བ་སྐྱེད། །

【译文】滩生佛手参

佛手参生水草地，叶片铺地润而滑，花红盘如绵羊角，茎秆圆形果簇生，
长短四指或五指，根子如同小儿手，功效祛寒干黄水，抗老增力又生精。

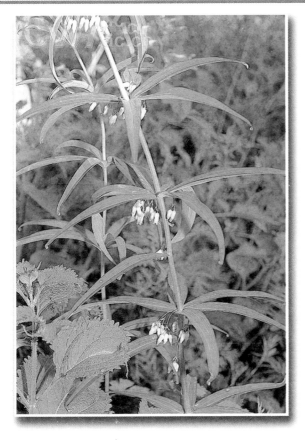

黄精　ར་མོ་ཉག

---

175. ར་མོ་ཉག

ར་མོ་ཉག་ནི་བྲག་སྐུབས་སྐྱེ། །ལོ་མ་སྣུམ་པོ་ལྗང་འདབ་འདུ། །དར་པ་སྲེས་ཞིང་འབྲས་བུ་དམར། །རིང་
ཐུང་ཁྲུ་རེ་མདའ་རེ་ཙམ། །རྩ་བ་རྡོག་འདྲིལ་སྒ་དང་འདུ། །རྒས་ས་ལུས་སྟོབས་འཕེལ་བ་སྐྱེད། །

【译文】黄精

黄精生在阴石崖，叶片油润颜色绿，茎秆柔韧果红色，长短一肘或一箭，

根茎块状如同姜，抗老增力又生精。

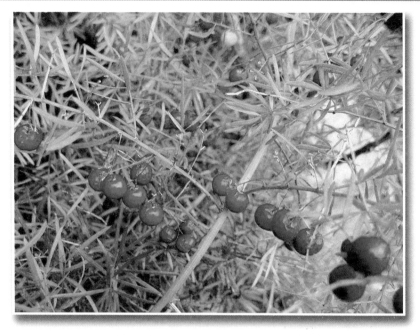

天门冬 ཉེ་ཤིང་བ།

---

176. ཉེ་ཤིང་བ།

ཉེ་ཤིང་བ་ནི་གྲམ་ལ་སྐྱེ། །ལོ་མ་ཕྲ་ཞིང་འབྲས་བུ་དམར། །ཁར་པ་འཁྲུག་ཅིང་ཚེར་མ་ཡོད། །རིང་ཐུང་ཁྲུ་རེ་མདའ་རེ་ཚམ། །རྩ་བ་རྡོག་འདྲིལ་རི་སྒོག་འདྲ། །ནུས་པས་གྲང་བ་སེལ་བ་དང་། །རྒས་སུ་ལུས་སྟོབས་འཕེལ་བ་སྐྱེད། །

【译文】天门冬

旱滩生的天门冬，叶片细小果红色，茎秆纷乱有小刺，长短一肘或一箭，
根子块状似野蒜，自身功效治寒症，抗老增力又生精。

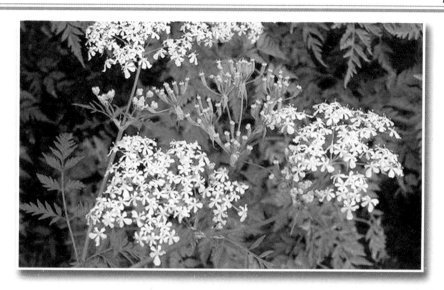

迷果芹 ཤུ་བ།

177. ཤུ་བ།

ཤུ་བ་ཐབག་དང་སྐྱམ་སར་སྐྱེ། །ལོ་མ་ས་འབྱར་འཁྲུག་འཁྲུག་པོ། །རིང་ཐུང་སོར་བཞི་སོར་ལྔ་ཚད། །མེ་ཏོག་
དཀར་ཞིང་དྲི་མ་ཆེ། །ནུས་པས་གྲང་བ་ཆུ་སེར་དང་། །བཅུད་ལེན་མཆོག་ཏུ་བཤད་པ་ཡིན། །

【译文】迷果芹

所说草药迷果芹，生在石崖干旱地，叶片铺地乱纷纷，长短四指或五指，
花朵白色气味大，功效祛寒干黄水，滋补身体之良药。

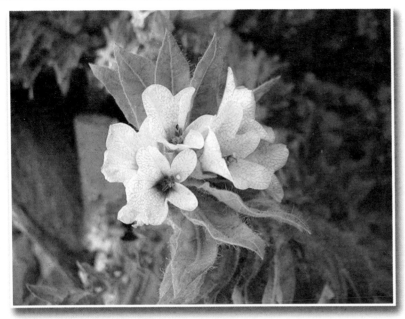

天仙子　ལང་ཐང་རྩེ།

178. ལང་ཐང་རྩེ།

ལང་ཐང་རྩེ་ནི་ཤུ་ལ་སྐྱེ། །ལོ་མ་སྦུ་ཅན་ཆེ་བ་ལ། །དང་བ་རིལ་མོ་མང་བ་སྟེ། །རིང་ཐུང་ཁྲུ་རེ་མདའ་རེ་ཙམ། །མེ་ཏོག་སྲན་མ་ཆུང་ཟད་འདྲ། །ཁང་བུ་རིལ་བ་སྟྲེ་སྒྲུགས་འདྲ། །འབྲས་བུ་ཞིབ་མོ་མཁལ་མ་འདྲ། །སྨན་ནད་སྲུང་བ་སེལ་བར་བྱེད། །

【译文】天仙子

天仙子生田地边，叶片大而被绒毛，茎秆圆柱根数多，长短一肘或一箭，
花朵稍许似豆花，果荚圆形似净瓶，种子细小肾脏形，功效杀虫治寒症。

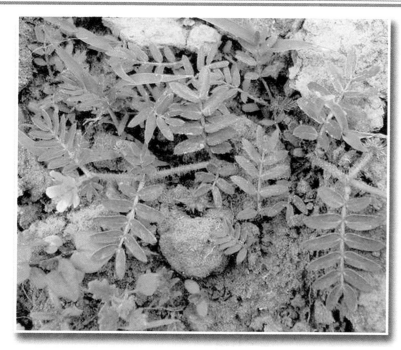

蒺藜　གཟེ་མ།

---

179. གཟེ་མ།

གཟེ་མ་ཞིང་དང་སུ་ལ་སྐྱེ། །དང་བ་ས་འཕྱར་ལོ་མ་ཆུང་། །རིང་ཐུང་མཛུབ་རེ་མཐོ་རེ་ཙམ། །མེ་ཏོག་སེར་ལ་རོ་ནི་མངར། །འབྲས་བུ་ཚེར་མ་ར་མགོ་འདྲ། །མཁལ་ནད་ཁྲང་བ་ཆུ་སེར་སེལ། །

【译文】蒺藜

蒺藜田间地埂生，茎蔓贴地叶片小，长短六指或一卡，花朵黄色其味甘，
果实被刺似铁锚，治疗肾寒黄水病。

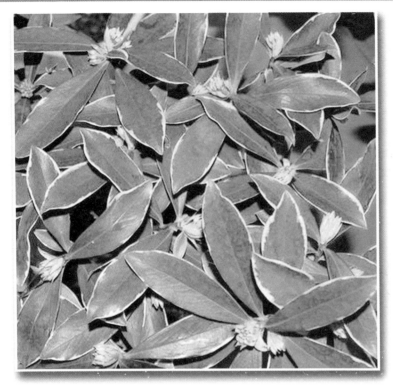

瑞香　སྤག་ཆུང་བ།

180. སྤག་ཆུང་བ།

སྤག་ཆུང་བ་ནི་བྲག་ཕྱིབས་ལ་སྐྱེ། །ལོ་མ་གྱོང་ཞིང་ཚེར་མ་ཅན། །དར་པ་དྲང་ཞིང་མེ་ཏོག་སེར། །རིང་
ཐུང་སོར་བཞི་སོར་ལྔ་ཚད། །རོ་མངར་ཟིལ་པ་ཆགས་པ་སྟེ། །རྩ་བ་གྱོང་ཞིང་མཁྲེགས་པ་ཡིན། །བཅུད་ལེན་
རྣམས་ཀྱི་སྨན་མཆོག་ཡིན། །

【译文】瑞香

瑞香生在阴石崖，叶片较硬被小刺，茎秆端直花黄色，长短四指或五指，

叶带露珠根坚硬，味甘滋补之良药。

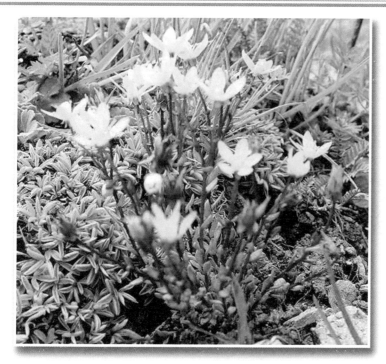

青藏虎耳草　སུམ་ཚུ་ཏིག

181. སུམ་ཚུ་ཏིག

སུམ་ཚུ་ཏིག་ནི་སྲུང་སྲིབས་སྐྱེ། །འདབ་མ་ཕྲ་ཞིང་དང་པ་དྲང་། །རིང་ཐུང་སོར་བཞི་སོར་ལྔ་ཚམ། །མེ་
ཏོག་སེར་པོ་དྲིལ་བུ་ཁ། །རོ་ཁ་ནུས་པས་བད་སྨུག་སེལ། །བཅུད་ཀྱི་ལེན་ཀྱི་མཆོག་ཏུ་འགྱུར། །

【译文】青藏虎耳草

虎耳草生阴草坡，叶片小而茎端直，长短四指或五指，花黄钟形其味苦，
治疗培根瘀紫症，滋补身体之良药。

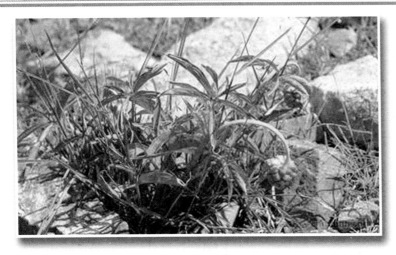

黄苞天南星　དུ་བ།

---

182. དུ་བ།

དུ་བ་ནགས་ཁྲོད་སྐམ་ལ་སྐྱེ། །ལོ་མ་སྔོ་སྐྱ་སྤྲུབ་ཀའི་དབྱིབས། །མེ་ཏོག་དྲིལ་བུ་ཁ་གྱེན་འདུག །དང་པ་རིལ་མོ་ཁྲུ་རེ་ཚད། །འབྲས་བུ་སེར་སྐྱ་སྤུངས་པ་སྟེ། །ཚ་བ་རྩོག་འདྲིལ་རོ་ནི་ཚ། །ཤུས་པས་འབོལ་ཞིང་ཚུབ་པ་སྟེ། །སྲིན་གནད་འཛོམས་ཤིང་རུས་འཛེར་འགོག །

【译文】黄苞天南星

林间旱地生南星，叶淡蓝似草玉梅，花如铃铛口朝上，茎柄圆形约一肘，
果实淡黄成簇生，根茎圆块其味辛，其性温糙杀诸虫，并治骨刺骨结疤。

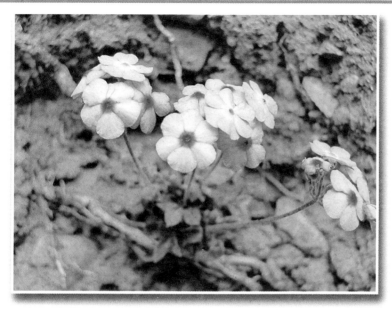

西藏点地梅　བྲག་སྐྱིན་མ་ཚོག

183. བྲག་སྐྱིན་མ་ཚོག

སྨན་མཚོག་རྒྱལ་པོ་བྲག་སྐྱིན་མ་ཚོག །ཁ་སྐྱད་བྲག་སྐྱད་དག་ལ་སྐྱེ། །མེ་ཏོག་དམར་སྐྱ་ཟླ་བ་ཁ། །དགུན་དུས་ལྷག་པར་རྒྱས་པ་ཡིན། །མགོ་པོ་གྲོ་ཡི་སྦུ་གུ་འདྲ། །སྡོང་པོ་གཡུ་ཡི་སྡོང་པོ་འདྲ། །ལོ་མ་དུང་སོ་མཉལ་ལ་འདྲ། །ཚ་བ་བྱ་ཡི་སྐུག་པོ་འདྲ། །བདུད་རྩི་སྨ་ཏིག་ཅེས་བྱ་སྟེ། །ཆུ་ཁྱའི་ནད་ལ་བདུད་རྩི་འདྲ། །

【译文】西藏点地梅

妙药之王点地梅，雪山石山下部生，花朵淡红似月牙，冬季尤其更茂盛，

冠梢状如桦皮管，茎秆如同碧玉树，叶如海螺交叉卧，根子如同鸟之爪，

又称都孜嘎斗药，治疗水臌如甘露。

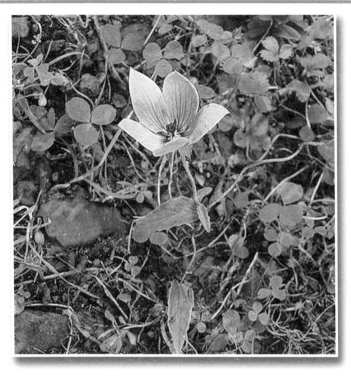

辐冠党参花　ནེ་ལོ་ཤུ་ཏྲ་ལ།

184. ནེ་ལོ་ཤུ་ཏྲ་ལ།

ནེ་ལོ་ཤུ་ཏྲ་ལ་ཞེས་བྱ་བ། །རྩ་བ་རྐུམ་ལ་མངར་བ་ཡིན། །མེ་ཏོག་སྔོན་པོ་ཤུ་ཏྲ་ལ་འདྲ། །ཏྲི་བ་ཞེས་བྱའི་མེ་ཏོག་ཡིན། །

【译文】辐冠党参花

所说辐冠党参花，根成圆块其味甘，花朵蓝色似青莲，又名称为尼瓦花。

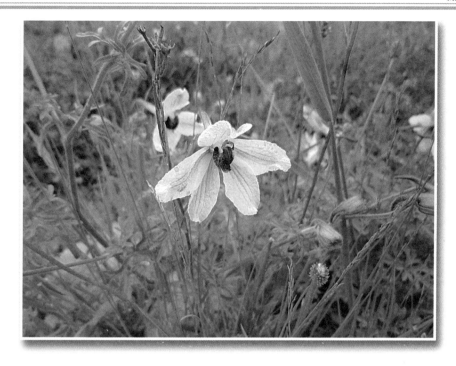

黄毛翠雀花　ཕྱིན་མོ་ཚབ་འདྲེན།

185. ཕྱིན་མོ་ཚབ་འདྲེན།

ཕྱིན་མོ་ཚབ་འདྲེན་གཡའ་ཕོང་སྐྱེ། །གུ་ཡི་རྣམས་ས་དག་ཏུ་སྐྱེ། །གཡའ་ལ་སྐྱེ་བ་སོར་བཞི་ཙམ། །ས་ལ་སྐྱེ་བ་སོར་དོ་ཙམ། །ལོ་མ་ས་འབྱར་སྲན་ཆུང་འདྲ། །མེ་ཏོག་སྔོ་དམར་པདྨ་འདྲ། །གང་བུ་སྦུར་པའི་སྲད་གོག་འདྲ། །ཆུ་ཆུ་འཛོམས་པར་བྱེད་པའི་མཆོག །

【译文】黄毛翠雀花

所说黄毛翠雀花，片岩石山上部生，地埂旱地亦生长，石山生者高四指，
地埂生者高两指，叶片铺地似小豆，花朵青红似莲花，果如甲虫之下壳，
治疗水臟之良药。

187

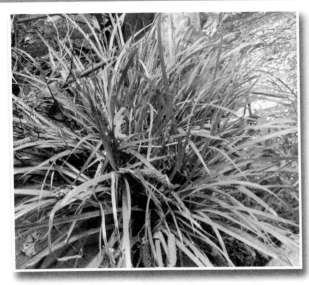
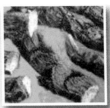

藏菖蒲　ཤུག་དཀར་བ།

186. ཤུག་དཀར་བ།

ཤུག་དཀར་བ་ནི་ཆུ་འགྲམས་སྐྱེ། །ལོ་མ་འཇོལ་ཞིང་ངར་པ་ཕྲ། །རིང་ཐུང་མཛུབ་རེ་མཛུབ་རེ་ཚམ། །མེ་ཏོག་དཀར་ཞིང་འབྱར་བག་ཆེ། །འབྲས་བུ་སྒྲོ་གུང་ན་རྣ་ལྤགས་འདྲ། །རོ་ནི་མངར་ལ་ཉུས་པ་ཡིས། །རྩུང་གཟེར་ཐམས་ཅད་རབ་ཏུ་འཇོམས། །

【译文】藏菖蒲

生在水边藏菖蒲，叶片柔软茎秆细，长短五指或六指，花朵白色带黏液，
果似翎管或耳皮，味甘治疗隆痛症。

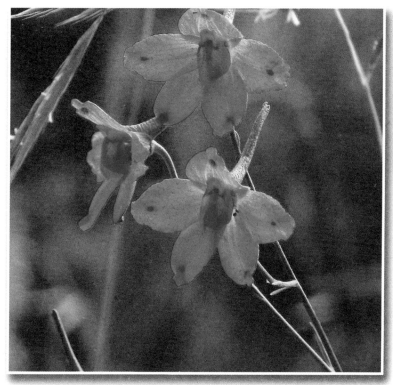
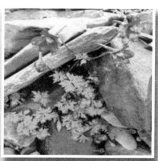

翠雀花　　བྱ་ཀེང་བ།

---

187. བྱ་ཀེང་བ།

བྱ་ཀེང་བ་ནི་སྲིབ་ལ་སྐྱེ། ལོ་མ་ཕུན་པ་དང་པ་འཁྱོག རིང་ཐུང་ཀང་རེ་མཛུབ་རེ་ཚམ། མེ་ཏོག་ལོ་
བཙན་ཆུང་ནད་འད། ཚ་གྲང་གཉིས་ཀའི་འབྲུ་གཅོད་ཡིན། །

【译文】翠雀花

生在阴坡翠雀花，叶片茂盛茎弯曲，长短一足或六指，花似白色蓝翠雀，
治疗寒热腹泻症。

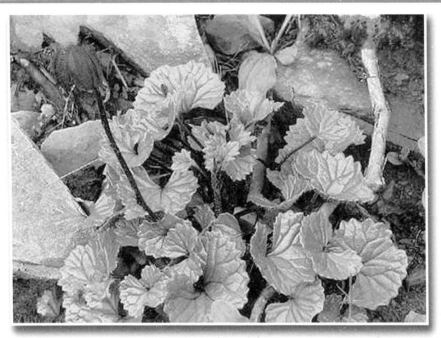

小舌垂头菊　ཤ་མ་གཡུ་རིལ།

188.　ཤ་མ་གཡུ་རིལ།

ཤ་མ་གཡུ་རིལ་ཞེས་ཀྱང་གྲ། མོན་མོ་བྱོ་སྣན་ཞེས་ཀྱང་གྲ། ཁ་ཡན་རི་སྦང་རིའི་སྒོ་ལ་སྐྱེ། ལོ་མ་ལྭ་ཕྱུང་འདྲ་བ་ལ། མེ་ཏོག་སྔོན་པོ་དྲི་དང་ཞ། སྦུ་གུ་སྤུན་ལོན་ཞེས་ཀྱང་གྲ། མགོ་ཆུ་གསོ་བའི་བདུད་རྩི་སྟེ། འབྲས་ཀྱི་རྨ་གསོ་སྐྲངས་པ་འདུལ། །

【译文】小舌垂头菊

一名夏玛玉若药，一名门毛波曼药，生在石山草山上，叶片酷似峨参叶，
花朵蓝色气味臭，又称布苟丹云药，治疗头伤如甘露，消肿治疗肿核疮。

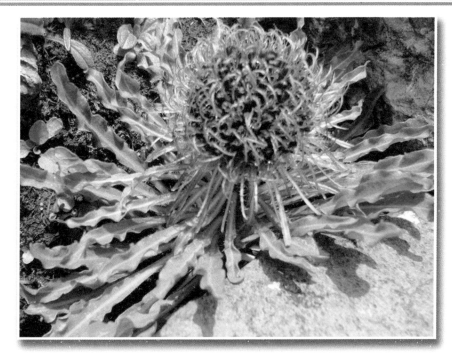

长毛风毛菊　ཕོ་སྨན་སྐྱེ་བཞུར།

189. ཕོ་སྨན་སྐྱེ་བཞུར།

ཕོ་སྨན་སྐྱེ་བཞུར་ཞེས་ཀྱང་གྲ། །གསང་བའི་སྨན་གཅིག་ཅེས་ཀྱང་གྲ། །ཕྱིན་མོ་ཆུ་འཛིན་ཞེས་ཀྱང་གྲ། །འདབ་
མ་པདྨ་བརྩེགས་པ་འདྲ། །མེ་ཏོག་བྱ་ཡི་སྒྲོ་མདངས་འདྲ། །རྒས་ནས་རྙིང་པོས་དཀར་པོར་འགྱོ །ཁུ་བ་བེ་ཌུརྱ
དང་འདྲ། །དཀྱུ་པོར་སྐྱ་རྦབ་ནད་ལ་ཕན། །

【译文】长毛风毛菊

一名俄曼吉秀药，一名桑卫曼介药，一名翁毛曲珍药，叶片状如莲重叠，
花朵状似鸟羽翎，老后酷似老翁头，汁液颜色似琉璃，可治水肿浮肿病。

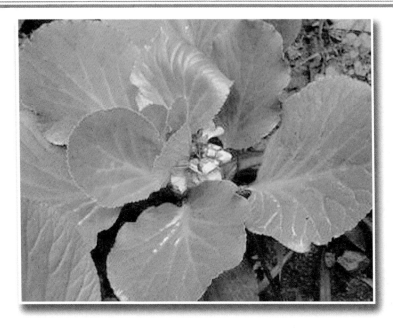

岩白菜　གསང་བའི་སྨན་གཅིག

190.　གསང་བའི་སྨན་གཅིག

གསང་བའི་སྨན་གཅིག་འོད་ལྡན་ནི། །སྡོང་པོ་སེ་བའི་ལྕུག་མ་འདྲ། །ལོ་མ་གླང་མའི་ལོ་མ་འདྲ། །མེ་ཏོག་དམར་པོ་འོད་དུ་ཆེ། །ལི་ག་དུར་ཞེས་མཚན་དུ་གསོལ། །ཆད་ཡན་རྐྱུ་ཉབ་འཛོམས་པའི་མཆོག །

【译文】岩白菜

一味密药岩白菜，茎秆状似蔷薇条，叶片如同山柳叶，花朵红色光泽大，

又名勒嘎都尔药，治疗恶病浮肿病。

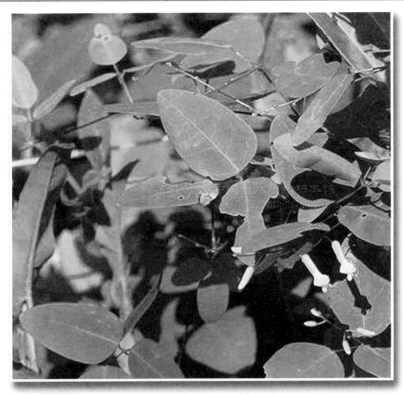

黑小雀豆　བྱི་སྲན་ཆུང་བ།

---

191. བྱི་སྲན་ཆུང་བ།

བྱི་སྲན་ནག་ཆུང་ཞེས་ཀྱང་བྱ། །གསང་བ་སྟོན་མོ་ཆུ་འདྲེན་ནོ། །ལོ་མ་སྲན་ནག་འདྲ་བ་ལ། །མེ་ཏོག་སྲན་མའི་མེ་ཏོག་འདྲ། །འབྲས་བུ་སྲན་ཆུང་རྗེ་བཞིན་ནོ། །ཚ་གྲང་དཀུ་ཆུ་རྒྱུན་ལ་འདྲེན། །

【译文】黑小雀豆

西散纳琼小雀豆，又叫翁毛曲珍药，叶片状似黑豆叶，花朵形状似豆花，
果实极似黑小豆，引出寒热水臟水。

འདིར་མ་འདུས་པའི་རྩི་སྨན་མེད། །དེས་ན་རྩི་འབུམ་ཀུན་གྱི་མཆོག །སྨན་གྱི་རྒྱ་མཚོ་ཆེན་པོ་ཡིན། །འདི་ཡི་ནང་ནས་ཆ་ཚམ་གཟིག །ཤེས་ན་ཡོན་ཏན་ཆེན་པོར་འགྱུར། །ཞེས་པའི་རྩི་འབུམ་མཐོང་འགྲོལ་ཆེན་པོ་འདི། །ཡི་དམ་འཕགས་པ་འཇམ་དཔལ་དང་། །རྗེ་བཙུན་སྒྲོལ་མའི་རྩི་འབུམ་དང་། །དྲང་སྲོང་ཆེན་པོའི་གསུང་རྒྱུན་ལ། །བརྟེན་ནས་གཡུ་ཐོག་མགོན་པོས་བཞེངས། །དགེ་བས་འགྲོ་ཀུན་ནད་སེལ་ཞིང་། །སྨན་ཀུན་འཛོམས་དང་མན་ངག་འགྱུར། །མཎྜ་ལཾ། སུ་བྷ། །

【译文】

草药汇集此书中，此为本草众中尊，堪称药物之大海，懂得其中一部分，
可成一大学问家；这部本草大见识，依据本尊圣妙音、至尊度母之本草、
章松钦波之讲述，宇妥衮波撰著成，以善治疗众生病，诸药具备成秘诀。
吉祥如意!